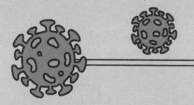

圖解

細說病毒與除菌一書（中文版）

內海洋／

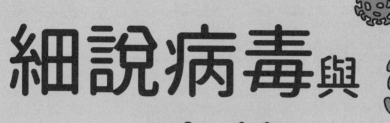

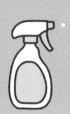

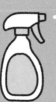

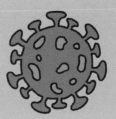

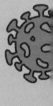

前言

二〇一九年12月中國武漢首傳COVID-19確診案例，轉瞬間新冠病毒肆虐全球。隔年3月11日世界衛生組織（WHO）公告全球進入大流行，與此同時日本也面臨擴大感染的危機，並於二〇二〇年4月7日發布自戰後以來首度的「緊急事態宣言」。

疫情下掀起各種變化，其一是**對消毒及除菌轉為格外重視**。緊急事態宣言發布前後，酒精消毒液的需求暴增，供不應求嚴重缺貨。於是國家召開委員會，商討其他除菌水的效果，以便用來代替酒精。然而，行事過於倉促引發混亂，一時間各式各樣的除菌水充斥市面，品質參差不齊。品質差，不足以殺菌消滅病毒等致病原，即便具備除菌效果，多數產品恐會危害人體。

基於此，本人的危機感油然而生，決定發行本書。

「消毒、除菌、殺菌、抗菌、不活化的差異爲何？」

「常用來當除菌水的次氯酸水與次氯酸鈉有何不同？」

「有哪種除菌水能有效對付新冠病毒變異株？」

「如何分辨哪個除菌水安全？哪個除菌水危險？」

本書將收錄諸如此類的內容，透過圖表及插畫，採淺顯易懂的方式，跟大家說明殺菌及消滅病毒應具之基本知識。

我經營的農業設施製造商，位於北海道。

從事農業及畜牧業，跟致病原抗戰乃是工作內容的一環，除了消滅致病原，更要追求安全性，確保農產品及畜產品對人體無害。

爲達到安全&除菌兩全其美，我司不斷致力投入研發，並與大學及各大公家機關合作，研發達到飲用水標準且兼具除菌效果的商品。成果斐然，獲獎無數。

我的立場很明確，就是要追求魚與熊掌兼得的優質商品，兼具殺菌效果且對人體無害保證安全，本於此信念而提筆著書，冀望此書能爲讀者帶來健康無虞的美好生活。

內海　洋

1 細說病毒與除菌！

2 細說除菌與安全！

3 細說除菌水的選購方法！

4 細說除菌水的使用方法！

第一章

細說病毒與除菌！

Q 菌類與病毒有何不同？

具病原性的微生物入侵人體所引發的疾病叫「感染症」，而這些微生物就稱作「致病原」，如菌類及病毒。

微生物單憑肉眼看不見，必須透過顯微鏡進行觀察，肉眼可見的微小生物不算「微生物」。

菌類大小約為1~10μm（1μm為1mm的一千分之一），病毒大小約為100nm（1nm為1mm的百萬分之一）。

兩者差異在於細菌有細胞會自體繁殖，病毒沒有細胞無法自體繁殖，須寄生人體細胞才能繁殖。

像這樣菌類及病毒入侵人體，並在體內繁殖就稱為「感染」。

具體而言，有哪些菌類及病毒？又會引起哪些症狀？

菌類與病毒差在這裡！

	菌類		病毒
	細菌 	真菌 	
大小	1μm	1~10μm	10~100nm
細胞	有（可自體繁殖）	有（可自體繁殖）	無（無法自體繁殖）
主要有哪些	大腸桿菌、金黃色葡萄球菌、肺炎鏈球菌、沙門氏桿菌、霍亂弧菌、痢疾桿菌、結核桿菌、肉毒桿菌等	白癬菌、念珠球菌等	流感病毒、輪狀病毒、諾羅病毒、冠狀病毒、腺病毒、HIV等
主要疾病（感染症狀）	腸管出血性大腸菌感染症、大腸桿菌0157：H7型、結核病、破傷風、敗血症、中耳炎等	白癬（足癬）、念珠菌症等	流感、病毒性腸胃炎、感冒、麻疹、風疹、水痘、肝炎(A/B/C型)、愛滋等

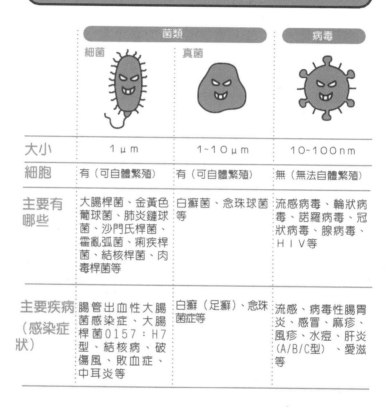

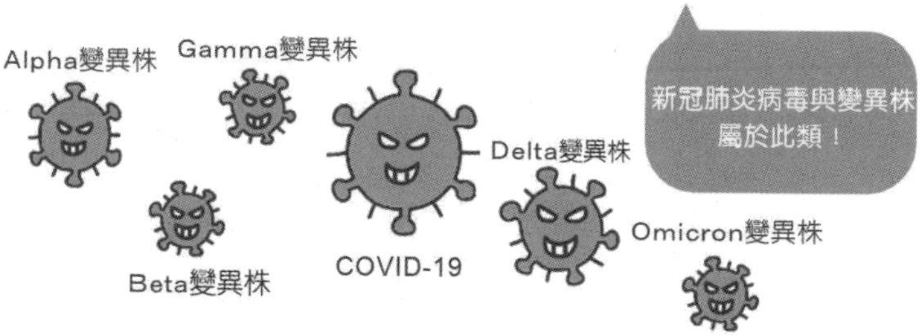

首先來看菌類，分爲**細菌和眞菌**。

細菌又稱病原菌，有大腸桿菌、金黃葡萄球菌、肺炎鏈球菌、沙門氏桿菌、腸道沙門氏菌、霍亂弧菌、痢疾桿菌、結核桿菌、肉毒桿菌等，會引發腸管出血性大腸菌感染症、大腸桿菌O157型感染、結核病、破傷風、敗血症、中耳炎等

眞菌主要有白癬菌、念珠球菌等，會造成俗稱香港腳的白癬及念珠球菌症。

病毒方面有流感病毒、輪狀病毒、諾羅病毒、冠狀病毒、腺病毒、HIV病毒等，會引發流感、病毒性腸胃炎、感冒、痲疹、風疹、水痘、肝炎（A／B／C型）、愛滋等疾病。

新冠肺炎病毒（COVID-19）其**變異株**則不在上述病毒範圍內。

Q 菌類及病毒如何入侵人體？

菌類及病毒會透過以下四個途徑入侵人體造成感染

①飛沫傳染

②空氣傳染

③接觸傳染

④媒介物傳染

飛沫傳染主要是因人體吸入藏在飛沫及唾液中的致病原而感染疾病，如打噴嚏、咳嗽、唱歌發出聲音、講話時從嘴巴噴出的飛沫及唾液。

空氣傳染是藏有致病原的飛沫其水分在空氣中蒸發，形成飛沫核飄散於空氣中，一旦吸入這些空氣，就會被傳染。

接觸傳染分爲直接接觸與間接接觸，有直接透過人體血液及體液傳染，也有案例是因接觸到患者嘔吐物，或觸摸其打噴嚏、以手遮掩接觸之處，再用手摸桌子、門把等而被傳染。

單是接觸致病原被傳染的案例則是微乎其微，大多都是以接觸到致病原的手，又觸碰到眼睛、鼻子、嘴巴等，才會被傳染。

媒介物傳染則是因致病原寄生於食物或水，爾後經口傳染，或是被感染致病原的動物昆蟲抓咬。

了解感染途徑，才能有效防堵。

其一，保持距離，配戴口罩，以防菌類及病毒入侵人體。其二，接種疫苗打好免疫基礎，即便菌類及病毒入侵人體，也不會被傳染。

最後就是透過**消毒**、**除菌**、**殺菌**等作業，**事先防堵菌類及病毒入侵人體**。

感染途徑與防範對策在此！

❶ 飛沫傳染

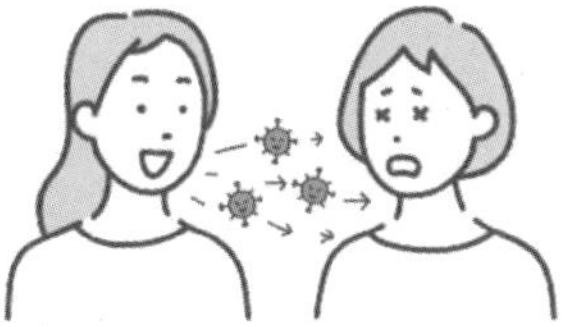

吸入藏在噴嚏及咳嗽中的致病原

❷ 空氣傳染

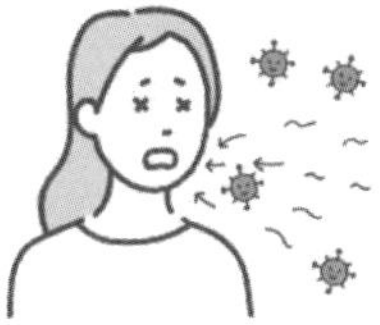

吸入飄散在空氣中的致病原

❸ 接觸傳染

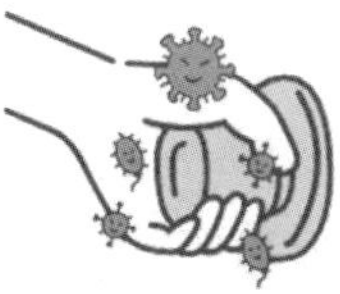

用手觸摸或是透過嘴巴及眼睛接觸到致病原

❹ 媒介物傳染

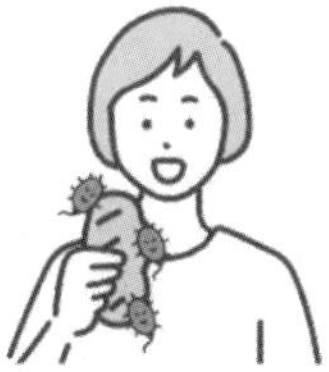

透過沾有致病原的物體入侵人體

預防感染要確保以下三點
徹底隔絕病毒及菌類

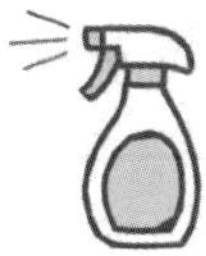

1 保持無法進入人體的狀態！
2 即使進入人體也不會被感染的狀態！
3 預先準備避免入侵造成感染的狀態！

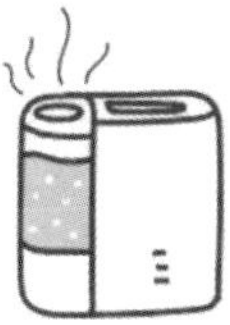

Q 殺菌、消毒、除菌、抗菌、不活化的差異？

使菌類及病毒無法傳染，該狀態稱爲「殺菌」、「消毒」、「除菌」、「抗菌」、「不活化」等，各用詞所具含義有所不同。

首先是「**殺菌**」，顧名思義即爲殺死、消滅菌類，但即使只有消滅掉50％，還有50％的菌類殘存時，也會稱爲殺菌。大家要注意，**殺菌不等於100％消滅所有的菌類！**

「**消毒**」非指完全消滅菌類，而是減少有害人體的菌類，使其變成不帶毒性，消滅100％的菌類則稱「滅菌」。

嚴格來說，「**除菌**」係指除掉菌類，跟「消毒」是差不多意思，目的都是爲使菌類及病毒不帶毒性。

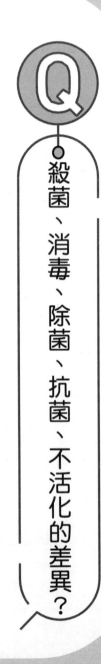

殺菌、消毒、滅菌、除菌、抗菌、不活化差在這裡！

	對付菌類及病毒的效果	目標
殺　菌	消滅（未必是１００%）	菌類及病毒
消　毒	無毒化	菌類及病毒
滅　菌	１００%消滅	菌類及病毒
除　菌	無毒化	菌類及病毒
抗　菌	抑制孳生	僅細菌
不活化	抑制孳生使其無法造成傳染	僅病毒

這類商品說明要注意！

△ 流感病毒殺菌！
➡無法確認菌類及病毒死了沒

× 新冠肺炎病毒抗菌！
➡「抗菌」一詞只能用在細菌

× 使各類菌體不活化！
➡「不活化」一詞只能用在病毒

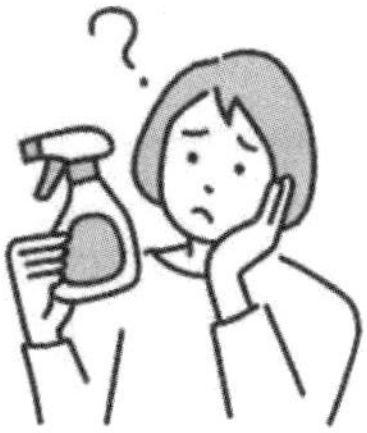

其理由為——依據日本《藥機法》（為確保醫藥品、醫療器材等的品質、有效性及安全性等相關法律），消毒及殺菌這類用詞只能用在「醫藥品暨醫藥外敷用品」。故而，即便某商品具備效果，可消滅菌體使其不帶毒性，仍受限於法規，只能使用「除菌」一詞。

所以，不是說消毒有效，而除菌沒效。

至於**抗菌**，經濟產業省的「抗菌加工產品指南方針」中如下定義：「經抗菌加工的產品可抑制其表面細菌孳生」。不包含殺菌效果，僅限針對細菌，不包括病毒。

最後要提的是「**不活化**」一詞，係指病毒無法繁殖、不會造成傳染。

有關殺菌、消毒、除菌涵蓋菌類及病毒，但「不活化」一詞只限針對病毒。

有些商品確實釐清相關用詞，有些商品則是標示未明，選購商品時應留意標示是否明確，有無效果憑證（相關佐證），且是否採用正確措辭。

Q 對付菌類及病毒該如何消毒殺菌？

消毒分爲物理性跟化學性兩種。

物理性消毒法如下所列，主要分爲四種：

①利用熱水來消毒……80度熱水約10分鐘

②利用蒸汽來消毒………100度的蒸氣中約30～60分鐘

③利用煮沸來消毒………100度沸騰熱水中15分鐘以上

④利用紫外線來消毒……照射254nm左右的紫外線

主要就是用在消毒物品，而不是用在人體。

再來看**化學性消毒法**，使用消毒藥劑，使菌類及病毒不帶毒性。最具代表性的消毒藥劑有酒精、次氯酸、兩性界面活性劑等。一般日常生活隨處可見的名稱，如碘伏消毒液、碘酒及雙氧水等也不在少數。只不過這些消毒藥劑並非萬能，有些菌類及病毒會變漏網之魚。

此外，當酒精濃度爲70％以上時，在符合一定條件的情況下，跟物理性消毒法一樣，可確實發揮效果消毒。

化學性消毒法跟物理性消毒法有何不同？兩者差異在於**部分消毒藥劑可用於人體**，如酒精等可用來消毒手指。

不是所有的消毒藥劑皆可用在人體，像是界面活性劑用來當作廚房專用洗劑，不小心沾到眼睛會刺痛，而酒精消毒手指也會產生過敏反應，或因破壞皮脂導致手乾粗糙。

平時選購相關產品，應格外留意是否對人體無害，且能有效發揮作用對付菌類及病毒。

消毒有兩種方法！

	物理性消毒	化學性消毒
消毒法	①利用熱水來消毒 ②利用蒸氣來消毒 ③利用煮沸來消毒 ④利用紫外線來消毒 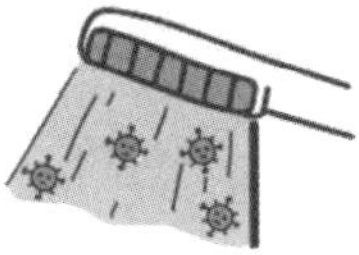	利用消毒藥劑來消毒 如：酒精、次氯酸、兩性介面活性劑、 碘伏消毒液、碘酒及過氧化氫等 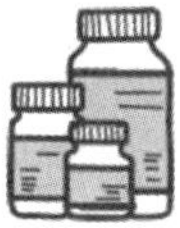
物品的消毒	○	○
用於人體	×	○ （不是全部）

經核可使用，不表示沾到眼睛或是不小心喝下肚都沒問題、手部乾燥粗糙問題也會因人而異。

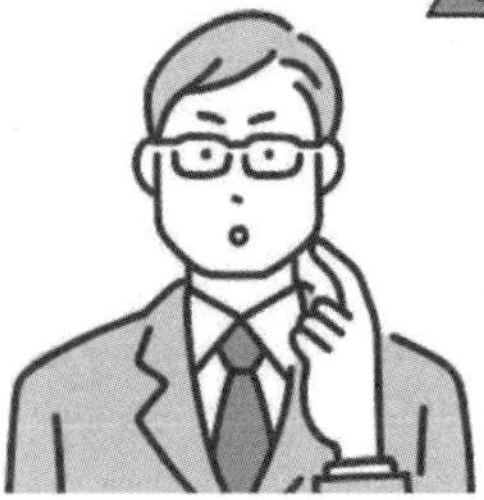

務必確認安全成分及使用方法！

Q 有哪些具備消毒效果的消毒液、除菌水？

消毒液及除菌水的成分如前篇所介紹的消毒藥劑，其對付菌類及病毒的效果備受期待。

最具代表性有以下幾種：

①以酒精爲成分

②以次氯酸水爲成分

③以次氯酸鈉爲成分

④以四級銨鹽爲成分

⑤以二氧化氯爲成分

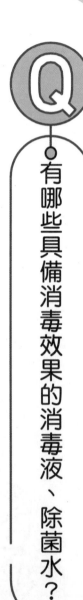

消毒液及除菌水的特徵在此！

主成分	特徵
酒精	醫藥品暨醫藥外敷用品 如乙醇等用在消毒手指
次氯酸水	食品添加物 全面用於除菌
次氯酸鈉	食品添加物（水溶液除外） 氯系漂白劑用在物品除菌
四級銨鹽	醫藥品暨醫藥外敷品 如界面活性劑用在消毒手指 或當作廚房專用洗劑
二氧化氯	食品添加物 用於消毒清潔泳池等

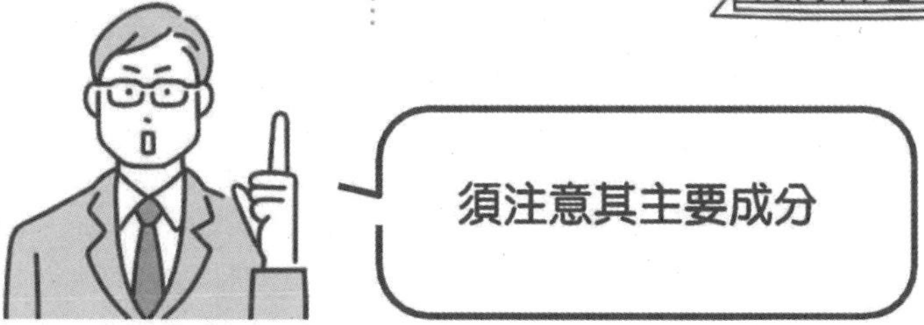

一般而言，消毒手指的酒精，多使用70%乙醇。異丙醇也是酒精系的醫藥品，具有效成分，濃度50~70%可用來當作消毒藥劑。

次氯酸水的原料是水跟鹽，主要成分是經電解生成後的次氯酸，經厚生勞動省核可，可用來當作「食品添加物（殺菌劑）」，最大特色是**無損人體健康**，除非用法有誤。

次氯酸鈉是居家專用氯系漂白劑的成分。加水稀釋至0.05%，可用來消毒廁所及門把等，但恐會造成手部肌膚乾燥粗糙，不適合用來消毒手指，且吸入體內，不小心沾到眼睛，**恐有損害健康**之疑慮。

四級銨鹽如苯扎氯銨、乙酰胺等，列爲醫藥品暨醫藥外敷用品，含消毒藥劑有效成分，可當作界面活性劑使用，如清洗手指及皮膚，用於殺菌消毒，或當廚房專用洗劑等。

二氧化氯已被承認可當作食品添加物及小麥粉漂白處理劑使用，用途廣泛，如自來水的殺菌消毒，飲用水的處理等。

Q 哪些消毒液及除菌水可有效殺死新冠肺炎病毒？

針對新冠肺炎防疫，厚生勞動省・經濟產業省・消費者廳推薦以下消毒液及除菌水。

①酒精消毒液
②次氯酸鈉水溶液
③界面活性劑
④次氯酸水
⑤亞氯酸水

酒精消毒液的效果已經確認，酒精會破壞新冠肺炎病毒的膜使其變得無毒，如：濃度超過70%未達95%的乙醇。

所謂的**「次氯酸鈉水溶液」**係指氯系漂白劑，主要成分爲次氯酸鈉，經過氧化作用等，可使新冠肺炎病毒變得無毒，使用之際，應將次氯酸鈉稀釋（濃度0.05%）。

一般市售居家專用洗劑的主要成分爲**界面活性劑**，經確認也可破壞新冠肺炎病毒的膜使其變得無毒，可使用界面活性劑代替廚房專用洗劑。

透過次氯酸的氧化作用等，製造方法及濃度等皆符合一定條件的次氯酸水，可使新冠肺炎病毒變得無毒，其安全性業已被確認，且被核准可攜帶上飛機及新幹線。

亞氯酸水其除菌效果亦已被承認，主要成分是亞氯，透過氧化作用進行消毒。此外，**酒精消毒液可用於消毒物品與手指**。**次氯酸鈉水溶液接觸到皮膚有害身體健康，只能用來消毒物品**。界面活洗劑、次氯酸水、亞氯酸水都可用來消毒物品，但**消毒手指方面的安全性尚未評估**（經濟產業省認定次氯酸水中尚有分可使用與不能使用的），使用前應先確認是否經核可使用。

有效對付新冠肺炎的消毒液及除菌水在此！

	物品的消毒	手指的消毒
酒精消毒液	○	○
次氯酸鈉水溶液	○	×
界面活性劑	○	—（未評估）
次氯酸水	○	△（部分核可）
亞氯酸水	○	—（未評估）

※「有關新冠肺炎病毒其消毒除菌方法
請上厚生勞動省·經濟產業省·消費者廳官網查詢

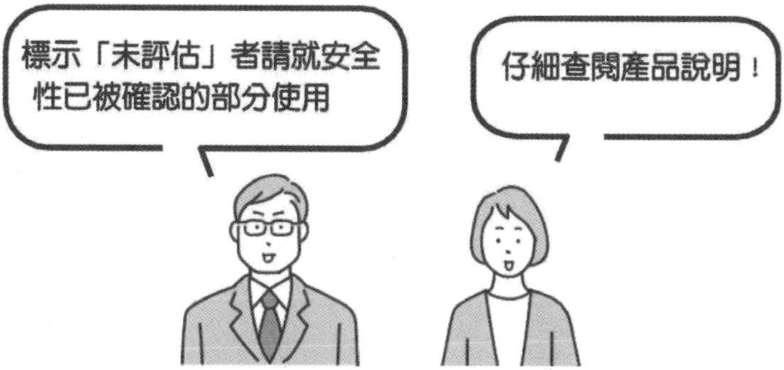
標示「未評估」者請就安全性已被確認的部分使用
仔細查閱產品說明！

Q 哪些消毒液及除菌水可有效殺死新冠肺炎變異病毒株？

一般而言，病毒不斷繁殖、流行會產生變異，新冠肺炎病毒亦是同道理，陸續出現各種變異株，如Alpha變異株、Beta變異株、Miu變異株、新Beta變異株、Gamma變異株、Delta變異株、Omicron變異株等。

關於可有效對付這些變異株的消毒液及除菌水，厚生勞動省．經濟產業省．消費者廳尚未更新資訊，前面跟大家介紹可有效對付新冠肺炎病毒的消毒液及除菌水是否對變異株也有效，這部分還沒公布最新消息。

另一方面，民間團體、公司行號與大學合作進行研究小有成果。舉例來說，根據實驗相關數據顯示，使用「三室型」生成器電解製造的次氯酸水，在一定條件下，可使變異株不活化，如Alpha變異株、Beta變異株、Gamma變異株、Delta變異株等。

可有效對付對新冠肺炎病毒變異株的消毒液及除菌水在此！

	次氯酸水（電解型）	
	pH 5.9（微酸性）	pH 2.5（強酸性）
Alpha 變異株	○	○
Beta 變異株	○	○
Gamma 變異株	○	○
	pH 6.2（微酸性）	pH 2.9（弱酸性）
Delta 變異株	○	○

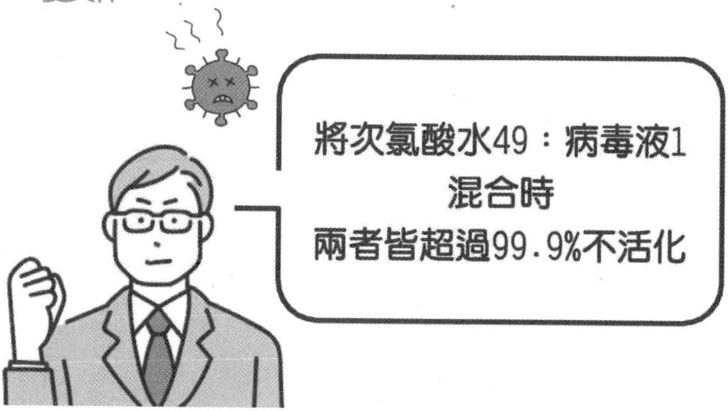
將次氯酸水49：病毒液1
混合時
兩者皆超過99.9%不活化

將餘氯濃度調爲45ppm，不含氯化鈉的三室型電解次氯酸水跟病毒液，採49:1的比例混合，在一定條件下，無論是強酸性（pH2.5）還是微酸性（pH5.9），皆可在20秒內讓Alpha變異株、Beta變異株、Gamma變異株產生反應，使得超過99.99%的病毒變不活化（pH值5.9爲自來水標準）。

此外，針對Beta變異株，將次氯酸水與病毒液採49:1的比例混合，20秒內可使病毒產生反應，微酸性（pH6.2）約99.964%不活化，弱酸性（pH2.9）約99.994%不活化，無論是微酸還是弱酸，餘氯濃度皆爲45ppm（pH值5.9爲自來水標準）。

pH值係指氫離子濃度，顯示酸鹼比例的數值。pH值7爲中性，低於7是酸性，高於7則是鹼性。健康人體肌膚約爲4.5~6.0，自來水的pH值爲5.8~8.6。

這個電解次氯酸水爲微酸，pH值介於自來水範圍內，與自來水爲同等水質，符合51項標準（食品製造用水標準爲26項、礦泉水標準爲18項），經實證可使變異株**不活化，被認可爲安全的除菌水，與自來水同等級。**

第二章

細說除菌與安全！

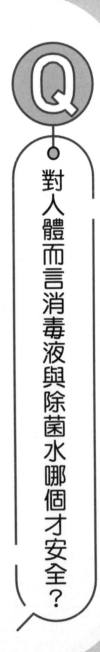

Q 對人體而言消毒液與除菌水哪個才安全？

使致病原變成無毒，這件事本身不算困難，如使用強效消毒液及除菌水，絕大多數的菌類及病毒都能被消滅，但一般人不會在日常生活中使用這些強效藥劑來消毒及除菌，一來對人體有所危害，使用時要格外留意，避免觸碰到肌膚或是吸入體內，且還會造成環境汙染，不是百分百安全。

選購消毒液及除菌水的**祕訣在於，有效對付致病原的同時，又無害於人體，不會汙染環境**。

不要以爲消毒液一定是安全，而除菌水一定是危險，反之，也有可能是消毒液危險，除菌水才安全。

來看主要的除菌水其安全性

主成分	對人體的安全性	
次氯酸鈉	✕	禁止用在人體 刺激性過強，使用時要很小心
四級銨鹽	✕	基本上是用在物品 沾到眼睛恐會失明 碰到皮膚恐會發炎
二氧化氯	✕	用於物品及水處理 作為除菌劑有危害健康之虞 （搭機不可攜帶）

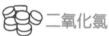

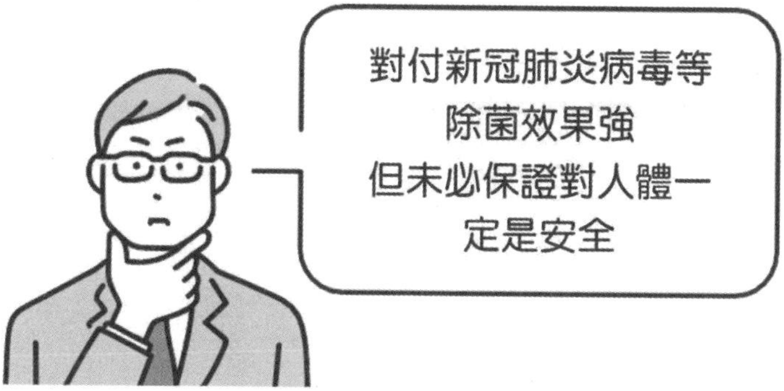
對付新冠肺炎病毒等
除菌效果強
但未必保證對人體一
定是安全

消毒液及除菌水中，就安全性來看，分爲以下幾種：

・「以**次氯酸鈉**爲成分」
・「以**四級銨鹽**爲成分」
・「以**二氧化氯**爲成分」。

次氯酸鈉就其本身而言可當做食品添加物，但製成水溶液（兩種液體混合型）後，主要是當作氯系漂白劑（如：BLEACH、HAITER等）使用，這時候就不能當作食品添加物了。

強鹼對皮膚及黏膜會造成刺激，且會溶解蛋白質，不能用在人體。也**不能跟其他水溶液混合，一定要戴口罩跟手套**，按用途加以稀釋後使用，使用時要很小心。

就藥機法分類來看，僅限物品除菌用。如**四級銨鹽**，基本上就是當作界面活性劑在使用，規定只能用在物品。**沾到眼睛恐有失明之虞，接觸到皮膚恐會發炎，吸入氣體人會不舒服**等。

二氧化氯也可當作食品添加物，但因爲氯氣的關係，不建議在密閉空間使用。**曾有母親抱著孩子使用垂掛型除菌藥劑發生燙傷意外**，「**國民生活中心**」呼籲國民要小心使用，且搭機時禁止攜帶上飛機。

酒精消毒液不安全嗎？

以酒精爲成分的**酒精消毒液**，**「藥機法」**將其歸類爲**醫藥品暨醫藥外敷用品**，**可用在人體如手指等**。

醫藥品暨醫藥外敷用品各國認定標準不一，主要是用來確認品質及有效性，以及用在人體是否安全。

選購之際，如使用用途爲人體，像是消毒手指，務必選購有標示「醫藥品暨醫藥外敷用品」字樣的酒精消毒液。

消毒液及除菌水當中，**只有酒精消毒液經核可使用「醫藥品暨醫藥外敷用品」此名稱**。

舉例來說，以次氯酸鈉爲主成分，標榜爲「醫藥品暨醫藥外敷用品」的消毒液，基本上違反了藥機法，不能用於手上。

再來看酒精消毒液，也不是百分百安全。

首先，以酒精爲主要成分，易燃，稀釋後濃度爲70~80%，可用來消毒。重點在於濃度90%左右很危險，必須遠離火源，不能靠近煤油暖爐。

其次，**酒精本身刺激性過強，過敏體質會引發過度免疫反應，出現蕁麻疹、呼吸困難等症狀，不能利用加濕器噴灑於空氣中，**且過於刺激易傷到黏膜，頻繁使用皮脂會溶解水分散失，**造成手部肌膚乾燥粗糙**。此外，**不排除因細胞外露滲透而感染的可能性**。

再者，酒精對付諾羅病毒、輪狀病毒、沙波病毒的消毒效果不是很理想，約30秒就蒸發掉，一直噴灑消耗量大。

有人以爲用酒精消毒沒關係，結果卻引發病毒性腸胃炎。

諸如此類，**即便是酒精，即便歸類作醫藥品暨醫藥外敷用品，**未必等同掛保證，百分百安全且健康無虞。

來看酒精消毒液的安全性

主成分	對人體的安全性
酒精 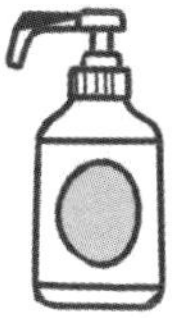	△ 醫藥品暨醫藥外敷用品 可用在消毒手指等 刺激性過強，不能用在黏膜等 導致手部肌膚乾燥粗糙等 具燃火性，嚴禁用火

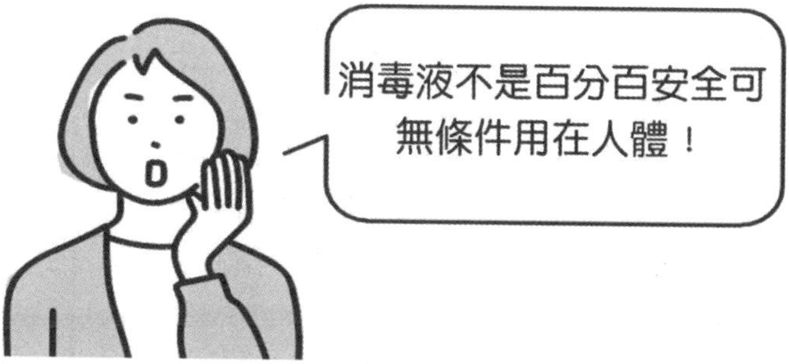

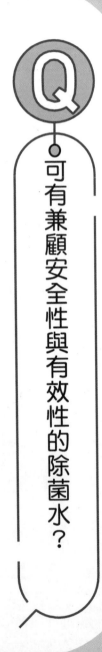

Q 可有兼顧安全性與有效性的除菌水？

自琳琅滿目的消毒液及除菌水中脫穎而出的是次氯酸水！兼具強效與安全性，經核可用來當作食品添加物（殺菌劑），足證它是安全的。食品衛生法就「食品添加物」如下定義：

「於食品製造過程中，或以食品加工及保存爲目的，透過添加、混入等方法用於食品之物。」

需經科學實證評估其安全性與有效性，然後經厚生勞動大臣認可，才可當作食品添加物使用。

再來看以二氧化氯等爲成分的除菌水，也可當作食品添加物，但有報告指出，使用這類除菌水會危害身體健康。

來看使用次氯酸水的除菌水其安全性

主成分	對人體的安全性
次氯酸水 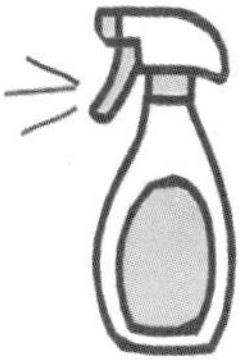	○ 用於人體不會影響健康造成危害（限電解型） 部分為食品製造用水（符合飲用水水質） ｐＨ值介於5.8~7.5 ，符合自來水水質標準（三室型不含氯化鈉電解次氯酸水，實際自來水標準可到8.6 ） 原料為鹽跟水，使用後還原為水

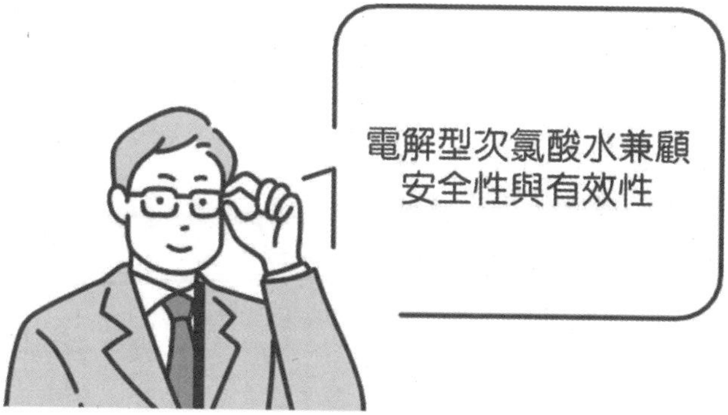

次氯酸水是安全的理由在於原料只使用鹽（氯化鈉）和水，調整為中性（pH值介於6.0~8.0）的次氯酸水，符合食品衛生法規範的飲用水水質標準，喝下肚也沒關係（不是飲料，但不小心喝下肚不會有事）。再者，對皮膚及黏膜不會造成危害，故長期以來，廣為應用在各大領域，如：自治團體及學校、醫院、照護設施、畜牧業、一般家庭等。

具體而言，可用在種菜、清洗家畜及圍舍進行除菌作業，醫療院所則是用來清洗設備和醫療器具，幼兒園及照護設施用來除菌，食品工廠及食品加工廠的清掃作業等。作為食品添加劑對人體無害，可用來種菜，也可用在家畜身上，足證其安全性。

一般家庭可用來針對室內空間、家具、衣服、廚具、門把等進行除菌，用途相當廣泛。此外，作為特定農藥，經核可用在農作物、人畜、水產植物，無健康危害之虞。用於清洗作業時，使用完畢排放的廢水，含氯濃度低還原為水，幾乎不會殘留，友善環境更具安全性。

Q 何謂次氯酸水？

次氯酸本是用在人體中的物質。

人類所攝取的鹽，在體內分別以鈉（Na）與氯離子（Cl-）存在著。

此時，溶於血液的氯離子會發揮以下兩種作用：

①成爲胃酸，消毒細胞：在胃裡消化食物進行殺菌。

②去除自外部入侵的異物：一旦有菌類及病毒進入體內，體內細胞就會團結合作，告知「這裡有菌類喔」。此時，嗜中性球（白血球的一種）就會靠近、接觸入侵的菌體，接著製造次氯酸（HClO）進入菌體。次氯酸通過菌體的細胞膜，包括DNA在內，進入細胞後瞬間除菌。

次氯酸水的有效成分爲次氯酸，日復一日在我們人體內部活躍著。

以此次氯酸爲主要成分，人工製造的水溶液就叫「次氯酸水」。

食鹽溶於水叫「食鹽水」，同理可證，次氯酸水是含有微量次氯酸的水。

再者，經核可用來當作食品添加物的次氯酸水，其定義爲：「食鹽水或鹽酸經電解後所得，以次氯酸爲主要成分的水溶液」（pH值（氫離子濃度）與有效含氯濃度限制在一定範圍內）。

沒錯！次氯酸水便是像這樣有明確規範的物質。

①電解製造
②pH值　強酸性2.7以下　弱酸性2.7~5.0　微酸性5.0~6.5
③含氯濃度　強酸性20~60ppm　弱酸性10~60ppm　微酸性10~80ppm

符合上述三項條件的次氯酸水，才是兼具安全性與有效性的除菌水，對人體無害且可有效除菌。

次氯酸水秘訣在此！

次氯酸為活躍於人體的天然除菌物質

❶ 在胃裡面除菌

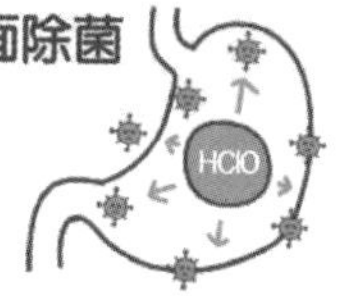

❷ 嗜中性球攻擊致病原

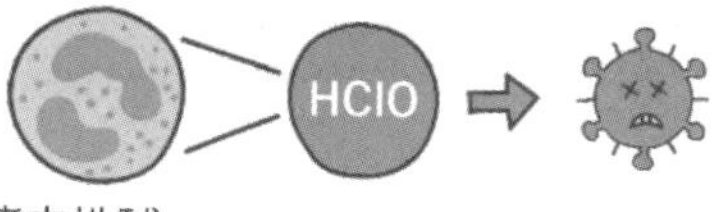

次氯酸使用鹽和水
製成人工水溶液則為次氯酸水

兼具安全＆效果的次氯酸水條件如下：

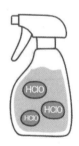

❶ 電解製造

❷ ｐＨ值=低於2.7為強酸性、介於2.7~5.0為弱酸性、介於5.0~6.5為微酸性

❸ 含氯濃度=強酸性20~60ppm、弱酸性10~60ppm、微酸性10~80ppm

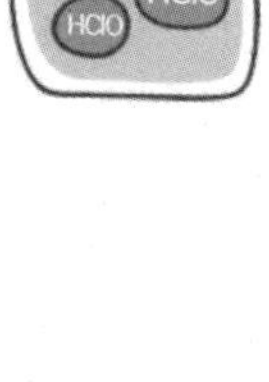

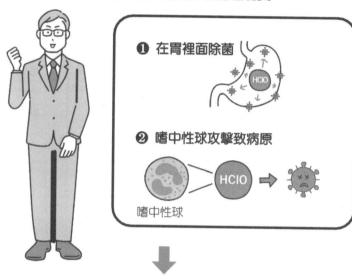

Q 次氯酸水有很多種嗎？

作爲食品添加物經核安全性的次氯酸水，一定要是**電解製造，pH值與有效含氯濃度不得超過一定範圍**，諸如此類皆有明確規範。

反觀混有化合物（經化學反應所得物質），**以次氯酸製造而成的水溶液，不是眞正的次氯酸水**。原本具有高危險性成分的物質經調整pH值，稀釋後生成的次氯酸，使用後恐會造成健康危害，如肺炎、結膜炎、細胞障礙等。

具體而言係指，**混合次氯酸鈉**（用於氯系漂白劑）**與鹽酸或檸檬酸**（可當食品添加物）**製造而成的物質，以及二氯異氰酸鈉**（用於氯系氧化劑、漂白劑、殺菌劑）**溶於水的液體**。

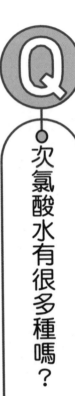

次氯酸水其條件在此！

	次氯酸水	非次氯酸水
原料	鹽（鹽酸）與水	次氯酸鈉 二氯異氰酸鈉
製造方法	電解 （一~三室型）	兩種液體混合、混合「化合物」等非電解製造
pH值	強酸性 2.7 以下 弱酸性 2.7~5.0 微酸性 5.0~6.5	低於2.2 或超過7.5
含氯濃度	強酸性 20~60ppm 弱酸性 10~60ppm 微酸性 10~80ppm	低於10ppm或超過100ppm

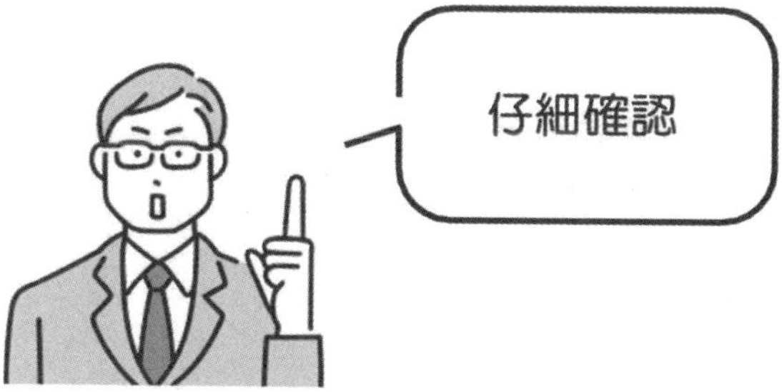

混合這些化合物生成的水溶液，在水溶液中會產生化學反應，不符添加物製劑標準，不得販售。

「食安基發第0825001號」中有明文規範：「事先混合食品添加物『次氯酸鈉』與食品添加物『鹽酸』或『檸檬酸』等製成水溶液販售，該水溶液中會產生化學反應，不符添加物製劑標準，不得販賣。」

儘管如此，市面上仍有流通，使用這類成分標示爲「食品添加物」或「次氯酸水」的商品，那是**仿冒品**。

混合化合物生成的水溶液不是次氯酸水，不具安全性，不是眞正的次氯酸水。

再者，就安全性來看，一定要是電解生成的次氯酸水才行，而電解製造法不是只有一種，品質會因製造方法而有所不同。具體而言，共有三種生成器，一室型、二室型及三室型，下一章節會詳述各自的特徵。

Q 一室型構造的次氯酸水為何？

需透過電解食鹽水才能生成次氯酸水，而電解裝置內部構造未盡相同，製造出來的次氯酸水性質大不相同，大致可依電解槽數量分為三種，**一室型的電解次氯酸水**、**二室型的電解次氯酸水**，以及**三室型的電解次氯酸水**。

一室型**電解次氯酸水**，望文生義即是透過單一房間（槽）生成的次氯酸水。在槽內放入食鹽水（也有在食鹽水中加入低濃度稀釋鹽酸），正負兩極通電，進行電解的構造。

二室型與三室型的裝置，未設隔膜（電解專用膜）區分電解槽，不妨試想國中上理化課做實驗，將水電解那個裝置，差不多就是那樣。

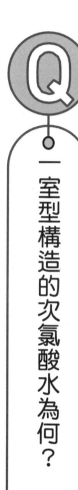

一室型生成的電解水pH值爲5.0~6.5，有效含氯濃度爲10~30ppm（限食鹽水），微酸性，可當作次氯酸水使用。特徵是有效含氯濃度相隔數小時後會降低，不利於保存，需要用的時候再來生成。

再者，電解時氯化鈉等會殘留在電解水中，導致噴灑後在桌面**留下白鹽**，用於金屬易生鏽，且會**產生氯氣，殘留難聞氣味**。

非僅限一室型，有數據顯示，在原料中只加稀釋鹽酸，生成的次氯酸水，其含氯濃度爲30ppm左右，這樣的濃度不足以殺死新冠肺炎病毒及其變異株。

不管怎麼稀釋，鹽酸始終是鹽酸，就安全性考量，不宜用在居家，應選購鹽（氯化鈉）製造的次氯酸水。

一室型製造的次氯酸水其特徵在此！

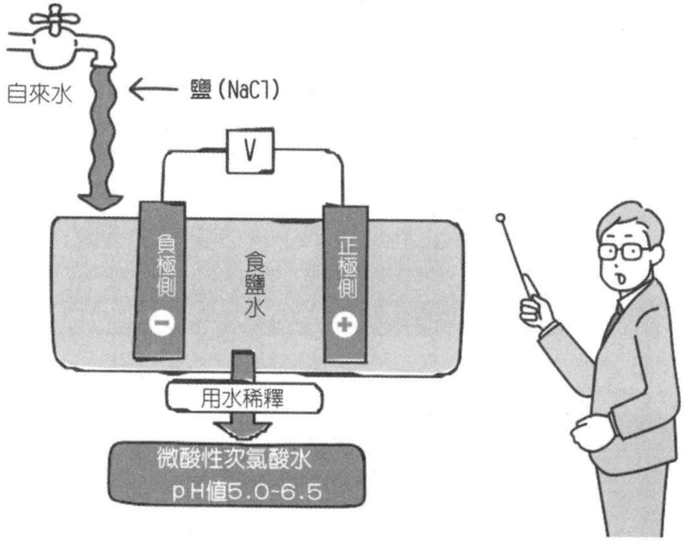

特　徵

優點

- 容易生成

缺點

- 有效含氯濃度過數小時後下降
  不利於保存
- 氯化鈉殘留
  噴灑風乾會有白鹽殘留
- 用於金屬易生鏽
- 氯臭

Q 二室型構造的次氯酸水為何？

二室型生成器會在電解槽設置隔膜，分隔兩個電解槽製造次氯酸水，以便讓離子通過。

食鹽水會各自進入正極與負極兩個電解槽進行電解。

如此一來，鈉離子會從正極電解槽通過隔膜，往負極方向移動。氯離子則從負極電解槽通過隔膜，往正極方向移動。然後在正極電解槽產生酸性電解水，在負極電解槽產生鹼性電解水，在正極電解槽產生的酸性電解水可當次氯酸水使用。

鹼性電解水符合食品添加物標準，可當次氯酸水使用，具備一定程度的除菌效果。

二室型生成的次氯酸水，其強酸性pH值爲2.2~2.7、20~60ppm，弱酸性pH值爲2.7~5、20~60ppm，可有效除菌對付各種菌類及病毒。

二室型製造的次氯酸水其特徵在此！

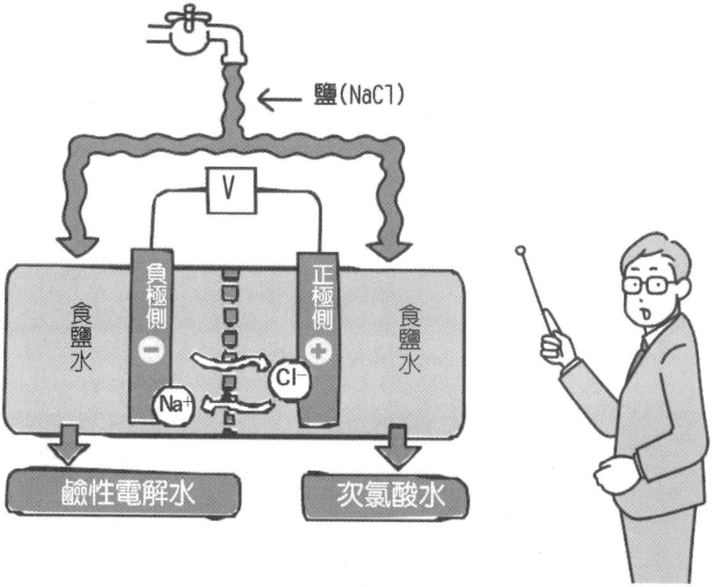

特徵

優點

- 相較一室型，雜質較少
- 相較一室型，有效含氯濃度不易降低

缺點

- 有效含氯濃度經三十天後歸零 只能使用數天 基本上要用水沖洗
- 用於金屬易生鏽
- 氯臭

然而，生成時會產生氯氣，**帶點難聞的氯臭**。

就構造而言，因氯化鈉會殘留在次氯酸水中，跟一室型一樣，**用於金屬易生鏽**，但不至於像一室型那麼嚴重，畢竟二室型生成器，特徵在於次氯酸水的有效含氯濃度低，**生成後隔三十天有效含氯濃度會歸零，除菌效果也就沒了**，除菌效果只能維持數天，基本上以流動水使用。

姑且不論是哪種結構，但凡受到紫外線、熱氣、震動等刺激，有效含氯濃度都會降低。

有效含氯濃度會影響除菌效果，使用時要特別留意。

Q 三室型構造的次氯酸水為何？

三室型生成器其特徵在於，正負電極間設兩層隔膜，隔開設置三個電解槽，中間的電解槽放入食鹽水，其他兩個帶電電解槽則放入軟水進行電解，採用這個方式生成次氯酸水。

負極側隔膜只有鈉離子會移動，而正極側隔膜只有氯離子會移動，正極電解槽的電解水**因食鹽含量極少，可製造出不含氯化鈉的次氯酸水**。經實證佐以數據顯示，鹽分爲0.00%。

就構造而言，**幾乎沒有雜質**，可生成只含次氯酸與氯化氫的次氯酸水。

生成的次氯酸水其pH值介於2.2~7.5、有效含氯濃度介於10~100ppm，生成時經調整可控制在符合食品添加物標準範圍內。

相較一室型與二室型生成的次氯酸水，次氯酸比例高（關乎除菌效果），幾乎不會產生氯氣，不會有難聞氣味。

符合自來水水質標準，對人體無害，基本上噴灑於金屬也不太會生鏽，就跟水差不多（強鹼性會使鋁變色，強酸性恐會腐蝕紅黃銅）。

一室型及二室型的共通點爲保存期限短，三室型生成器製造的次氯酸水最長可保存三到六個月，經實證確認生成後過三十天有效含氯濃度只降低8％，小心保存可長時間充當除菌水來使用。

比較麻煩的是三室型生成器就技術層面有所困難，因裝置本身過於精密易弄壞，故相較二室型數量來得少，市面上較不常見。

三室型製造的次氯酸水其特徵在此！

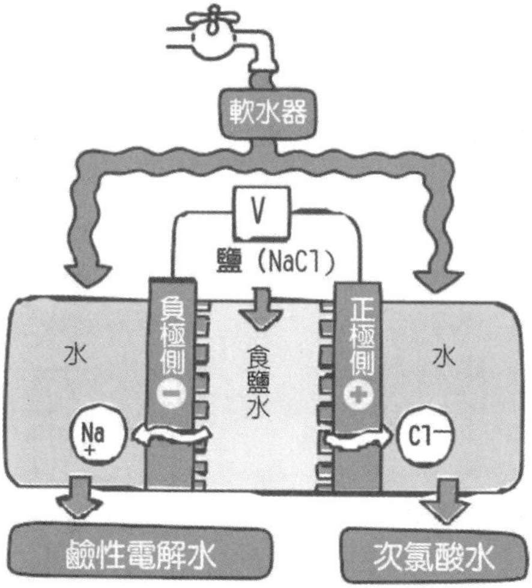

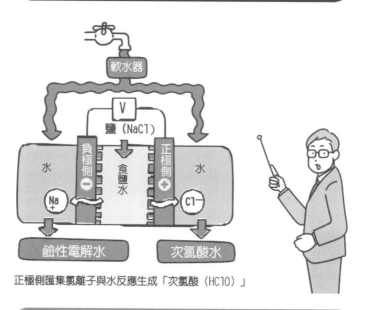

正極側匯集氯離子與水反應生成「次氯酸（HClO）」

特徵

優點

- 不含食鹽、幾乎沒有雜質，高純度次氯酸水
- 幾乎沒有難聞氣味
- 水質符合自來水標準
- 相較一室型與二室型，保存期限較久（3~6個月）
- 用於金屬不易生鏽（跟水差不多）

缺點

- 強酸性恐會腐蝕紅黃銅
- 相較二室型，市面上較不常見

Q 次氯酸水可對抗那些菌類？

次氯酸水可有效對付各種致病原、惡臭物質及有害微生物，如細菌、病毒、黴菌、有害氣體分子等，尤以三室型生成器製造的不含氯化鈉電解次氯酸水更勝一籌。

- 金黃色葡萄球菌（會引發表皮囊腫等細菌感染、食物中毒、肺炎、腦膜炎、敗血症等）
- MRSA（金黃色葡萄球菌的耐性菌）
- 沙門氏菌（引發食物中毒）
- 腸炎弧菌（引發食物中毒）
- 出血性大腸菌（因O157型大腸桿菌引發食物中毒）
- 曲狀桿菌（引發食物中毒）
- 肺炎黴漿菌（引發感冒、肺炎、乳房炎、支氣管炎等）
- 禽分枝桿菌亞種副結核菌（引發家畜傳染病）

三室型次氯酸水可除菌類有這些！

細菌	金黃色葡萄球菌	◎
細菌	MRSA	◎
細菌	仙人掌桿菌	○
細菌	結核桿菌	○
細菌	沙門氏菌	◎
細菌	腸炎弧菌	◎
細菌	出血性大腸菌	◎
細菌	曲狀桿菌	◎
細菌	綠膿桿菌	◎
細菌	大腸菌	◎
細菌	其他革蘭氏陰性菌	◎
細菌	肺炎黴漿菌	○
細菌	芽孢桿菌（枯草桿菌）	○
細菌	李斯特菌	◎
細菌	禽分枝桿菌亞種副結核	◎
細菌	黃桿菌屬細菌	◎
細菌	雜菌	◎
真菌	念珠球菌	◎
真菌	青黴菌	○
真菌	黑黴菌	○
真菌	紅色毛癬菌	○
真菌	黑麴黴	○

◎：10秒內見效　○：3~5分鐘內見效

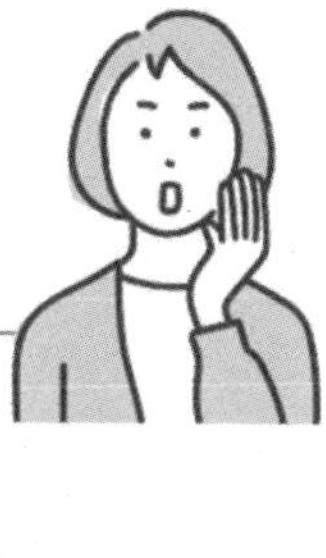

使用**40ppm**的次氯酸水，只需十秒就能使這些細菌變得不具毒性。也能在三到五分鐘內，除掉會引發食物中毒的**仙人掌桿菌**，以及引發結核病的**結核桿菌**。

此外，三室型不含氯化鈉電解次氯酸水其特徵在於除**菌過程中不會產生耐性菌**。

所謂的「耐性菌」係指持續使用抗生素，會對藥物產生抵抗力的細菌。不含氯化鈉電解次氯酸水可去除這類耐性菌的毒性，經實驗證明，即便是**MRSA**這類**抗藥性強的超級細菌**，也能有效除菌，且對付會危害農作物**造成軟腐病**及白粉病的菌體也很有效。

諸如此類，可在最短時間內強效殺菌。

對付好發於食品及住宅的**青黴菌**、**黑黴菌**，以及俗稱香港腳的白癬，**紅色毛癬菌**、**黑麴黴**等眞菌，皆能去除毒性，使用**40ppm**的次氯酸水只需五分鐘就搞定，至於好發於性器官的**念珠球菌**等，也是短短十秒就能搞定。

Q 次氯酸水可有效對付哪種病毒？

次氯酸水可有效對抗病毒，尤以三室型的電解次氯酸水更勝一籌。

- 諾羅病毒
- 流感病毒
- 皰疹病毒
- 嗜肝DNA病毒（引發B型肝炎）

經實驗證明，使用40ppm三室型電解次氯酸水，可在十秒內讓上述病毒不活化。

每年都在變異到處肆虐的流感病毒，次氯酸水照樣是手到擒來，發揮強效除菌效果。

好發於手腳及嘴巴的腸病毒，也已證實具備除菌效果。

不光是人體致病原，也能使動物致病原不活化。

・貓卡里西病毒（類似諾羅病毒，引發貓流感）

・PED（豬隻流行性下痢）

・口蹄疫病毒

・禽流感病毒（H5N1、H9N2）

上述病毒，也是使用40ppm的三室型電解次氯酸水，就能在十秒內使病毒不活化。

基於此，次氯酸水廣泛應用於畜牧業，協助從事畜產工作的人們，守護家畜免於疫病。

下列病毒三室型次氯酸水皆可有效除菌！

諾羅病毒	◎
流感病毒	◎
皰疹病毒	◎
腺病毒	◎
肝病毒科	◎
腸病毒	○
貓卡里西病毒	◎
豬瘟	◎
口蹄疫病毒	◎
禽流感病毒	◎
牛鼻炎病毒	◎
牛腺病毒7型	◎
豬流行性下痢病毒	◎
新冠肺炎病毒	◎
新冠肺炎病毒・Alpha變異株	◎
新冠肺炎病毒・Beta變異株	◎
新冠肺炎病毒・Gamma變異株	◎
新冠肺炎病毒・Delta變異株	◎

◎：10~20秒內見效　○：3~5分鐘內見效

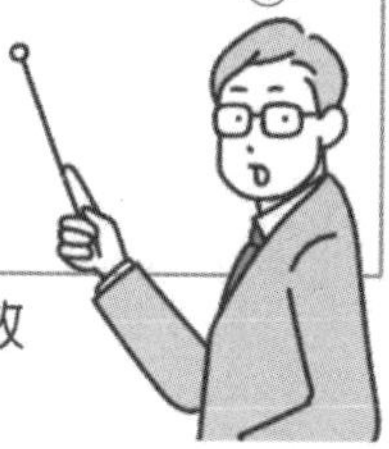

Q 次氯酸水可以對抗新冠肺炎病毒嗎？

針對次氯酸水（不限三室型），厚生勞動省・經濟產業省・消費者廳在官網「有關新冠肺炎病毒的消毒及除菌方法」頁面上如是說明：「一定濃度的『次氯酸水』具備一定程度的效果，經確認可減弱新冠肺炎病毒的傳染力」。

此外，針對三室型不含氯化鈉電解次氯酸水，帶廣畜產大學與株式會社ACT（日商亞淨透股份有限公司）合作進行研究，經實驗證明在一定條件下，可在短時間內強效對抗病毒。

病毒液對試驗液採1:15的比例，混合後置於室溫下一分鐘，使其產生反應，依據$TCID_{50}$法算出病毒力價（具傳染性病毒的殘存量）。

試驗液爲pH4.5（弱酸性）、游離餘氯濃度（FAC）爲45mg／L（=45ppm）的（三室型無鹽電解次氯酸水=「CLEAN・REFRE」）

新冠肺炎病毒其除菌秘訣在此！

病毒液 ： 次氯酸水 ＝ 1 ： 15

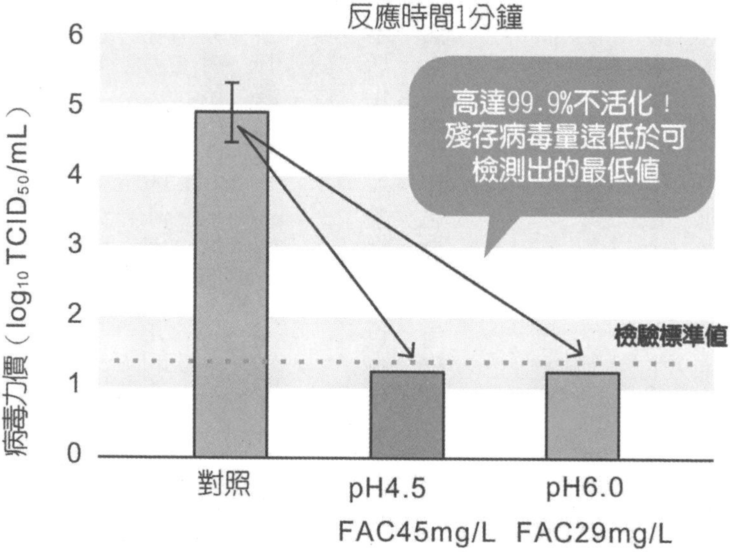

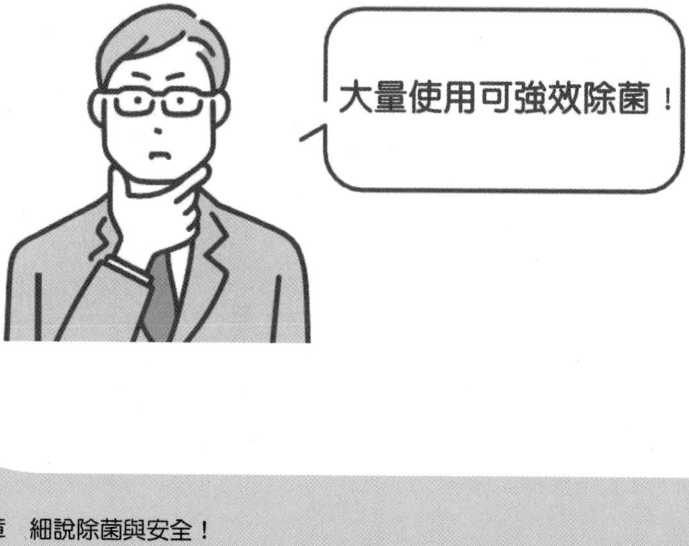

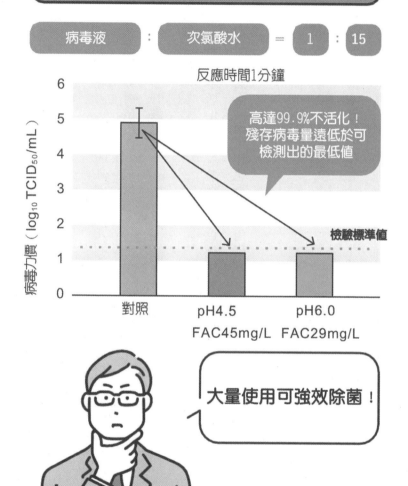

另外設置對照組做比較。

採同樣比例，用滅菌蒸餾水（無法使病毒不活化）混合病毒液，在同樣時間下使其產生反應。

結果發現，一分鐘內高達**99.9%**的新冠肺炎病毒變得不活化，具傳染力的殘存**病毒量遠低於可檢測出的最低值**。

可檢測出的最低值：pH值6.0（微酸性）、游離餘氯濃度29mg／L（=29ppm）

經對照實驗後證實：

①**病毒的不活化與游離餘氯濃度息息相關（越高越能對抗病毒）**

②**實際的病毒液中，除病毒外，尚富含蛋白質，足夠份量的次氯酸水可強效對抗病毒。**

另一方面，因長時間未封蓋置於室溫下，含氯濃度一降低，即使是三室型，促使病毒不活化的效果還是會降低。

故次氯酸水應妥善保管，**避免在生成後擱置過長時間才來使用，且使用時份量要充足，針對髒污嚴重的地方，秘訣在於使用次氯酸水反覆擦拭。**

Q 次氯酸水可以對抗新冠肺炎變異病毒嗎？

經實驗證明，三室型不含氯化鈉電解次氯酸水可有效對付新冠肺炎病毒的變異株。

據帶廣畜產大學的報告（株式會社ACT合作的研究）指出，在特定實驗條件下，可使新冠肺炎病毒的**Alpha變異株、Gamma變異株、Beta變異株、Delta變異株不活化，致死率甚高**。

兩種實驗液（三室型不含氯化鈉電解次氯酸水「CLEAN・REFRE」），分別是pH值5.9、餘氯濃度45ppm，pH值2.5、餘氯濃度45ppm，與三種病毒液，分別是Alpha變異株、Gamma變異株、Beta變異株，以19:1或49:1的比例混合，在室溫下20秒內使其產生反應，其後依據$TCID_{50}$法算出病毒力價。

另外設置對照組做比較，使用滅菌超純水混合病毒液爲對照組，而此滅菌超純水不具效力，無法使病毒不活性化。

其結果顯示，**三種變異株皆達99.99%不活化率**（下頁圖上/中段）。

再來看傳染力強肆虐全球的Delta變異株，三種試驗液（三室型不含氯化鈉電解次氯酸水=「CLEAN．REFRE」）與病毒液（Delta變異株）以19:1或49:1的比例混合，分別是pH值2.9、餘氯濃度0ppm，pH值6.2、餘氯濃度45ppm，pH值2.9、餘氯濃度45ppm。在室溫下20秒內使其產生反應，其後依據$TCID_{50}$法算出病毒力價。

另外，使用滅菌超純水當作對照組，而此滅菌超純水不具效力，無法使病毒不活化。

其結果顯示，在49:1的比例下，pH值2.9、餘氯濃度0ppm雖無法使病毒變弱，但pH值6.2、餘氯濃度45ppm的**不活化率高達99.964%**，pH2.9、餘氯濃度45ppm的**不活化率高達99.994%**（19:1的比例下，不活化率則介於99.795%~99.989%）。

雖說相較其他變異株，Delta變異株的不活化率較低，但不管是針對哪種變異株，**不活化率皆可達99.9%**，可說是有效的除菌水。

新冠肺炎病毒變異株的除菌秘訣在此！

Alpha變異株　Gamma變異株　Beta變異株

試驗液：病毒液體=19：1　反應時間20秒

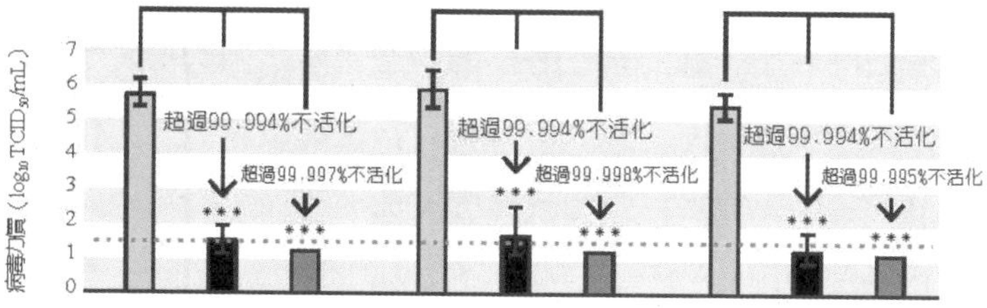

試驗液：病毒液=49：1　反應時間20秒

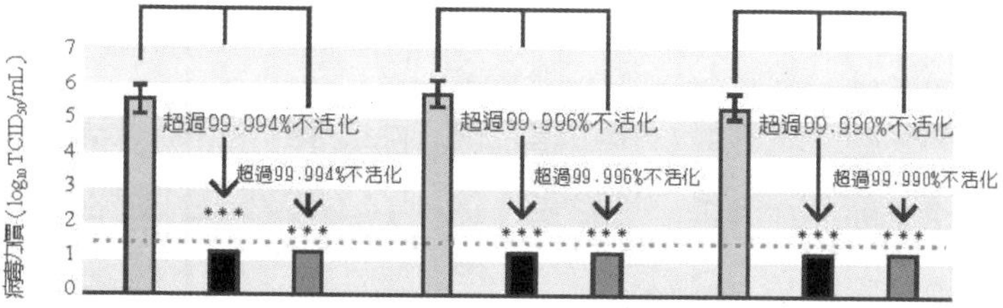

■對照 ■pH5.9、45ppm ■ pH2.5、45ppm … 可檢測出的最低值

■統計分析Student' s test：***p<0.001

Delta變異株

試驗液：病毒液=19：1　49：1　反應時間20秒

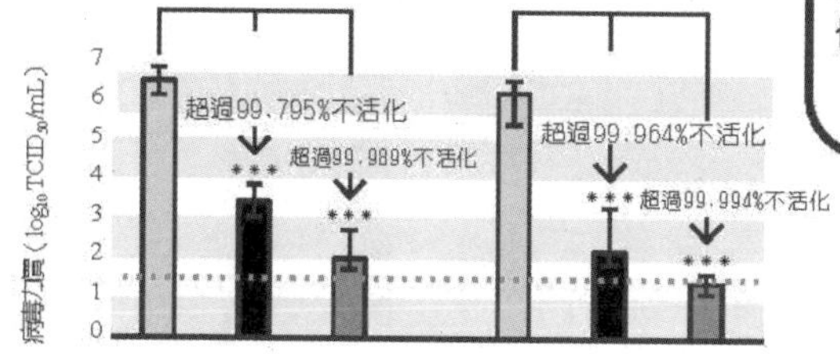

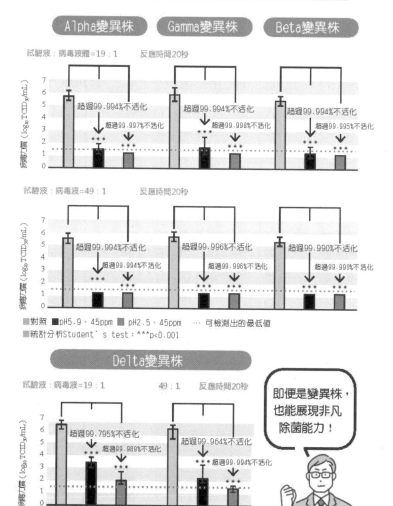

■對照 ■pH6.2、45ppm ■ pH2.9、45ppm … 可檢測出的最低值

■統計分析Student' s test：***p<0.001

Q 為何次氯酸水是萬能的？

三室型電解生成不含氯化鈉次氯酸水，經實證可有效對付各式各樣的細菌、眞菌及病毒，如金黃色葡萄球菌、沙門氏菌、大腸桿菌、諾羅病毒、流感病毒、疱疹病毒、念珠球菌、青黴菌、新冠肺炎病毒與其變異株等。

爲何次氯酸水可對付眾多菌類及病毒呢？

來看它的除菌結構吧！

首先，次氯酸水的主要成分是次氯酸（HClO），爲分子型態的物質，這是最大特徵。

分子型態的物質可穿透微生物的細胞膜即磷脂，迥異於次氯酸鈉水溶液，次氯酸鈉水溶液主要成分是**離子型態的物質**。其次，**它會從內部破壞酵素蛋白質與DNA結合，使基因停止活動**。

次氯酸水其除菌機制在此！

❶ 次氯酸的作用

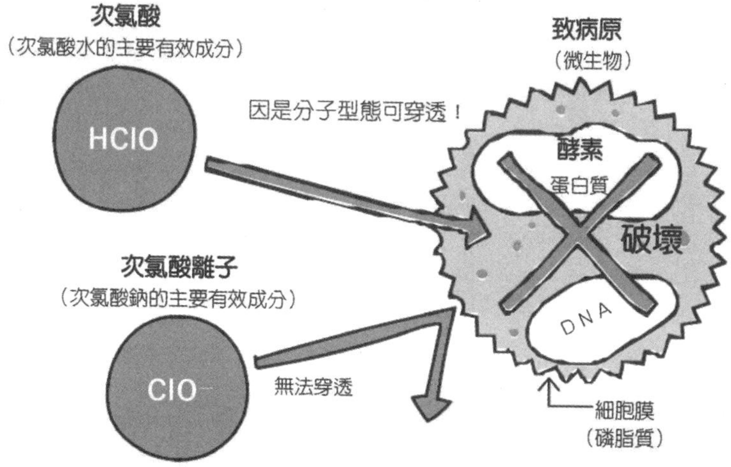

一舉破壞

無法產生耐性菌！

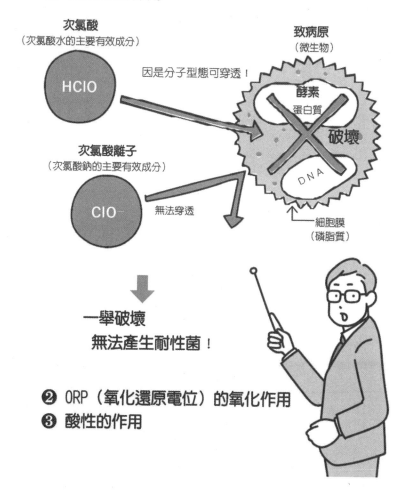

❷ ORP（氧化還原電位）的氧化作用

❸ 酸性的作用

一舉破壞穿透細胞膜的菌體，不會產生耐性菌。

消毒液及除菌水的主要成分對細菌而言是猛毒，細菌爲求生存，會想盡辦法讓該主要成分變無效，殘菌已不怕當初的消毒液及除菌水，而這類具抗藥性的菌就叫「耐性菌」。

次氯酸會破壞菌體，但不會產生具抗藥性的菌類。

次氯酸本爲人體體內嗜中性球（白血球的一種）爲消滅菌類及病毒而製造的物質，倘若出現對次氯酸有抗藥性的菌類，人類就沒辦法生存了。因**次氯酸擁有強而有力的結構，故可避免耐性菌產生**。

再者，次氯酸水之所以具備除菌效果，不光是靠主要成分次氯酸。

須知，次氯酸水生成後，過了一段時間氯就會消失，含氯濃度一降低，對付病毒的效果自然會變差。

經實驗證明，三室型生成次氯酸水，即便餘氯濃度爲零，仍可對付大腸桿菌等菌類。這是因爲電解生成過程中，**ORP（氧化還原電位）發揮氧化作用**，或pH值低於2.7的強酸性**發揮酸性作用**，因此三室型次氯酸水能對抗菌類。

Q 想知道次氯酸水的安全性

三室型不含氯化鈉電解次氯酸水，可強效除菌且安全無虞。

首先，符合一定條件的次氯酸水可作爲**食品添加物（殺菌劑）**，用在食品製造過程，或食品加工及保存，如防腐劑、調味料、色素、香料等。

厚生勞動省委任食品安全委員會就安全性進行評估，在無損人體健康的情況下，釐訂成分規格及使用標準，核准使用食品添加物。

根據厚生勞動省官網說明，調查國民每人攝取量等，致力確保經核食品添加物的安全。

被指定爲食品添加物足以證明次氯酸水是安全的。

安全性是最大要因，迥異於藉由化學反應所產生的化合物，**原料只有鹽和水，都是我們平常會攝取的東西，不會危害身體健康。**

實際上，用鹽和水製成的三室型不含氯化鈉電解次氯酸水，pH值符合自來水水質標準。

依據水道法第四條規定，自來水應符「**水質標準相關省令**」所規範的**水質標準**。「一般細菌」、「大腸桿菌」、「鎘及其化合物」、「汞及其化合物」此一項目衍生而出的「口感」、「臭味」、「色度」及「濁度」等，共計51項檢驗標準，嚴格把關釐訂相關規範，確認有無該類物質存在，以及含量是否合乎標準等。

經實驗相關數據指出，三室型無鹽電解次氯酸水，符合上述所有自來水水質標準，不小心喝下肚也沒關係，用「**可飲用的水」來除菌**（不是飲料）。

再來看毒性測試結果，用實驗白老鼠做實驗，測試三室型無鹽電解次氯酸水的經口毒性，實驗對象爲五隻雌老鼠，投藥2000mg／kg（體重每1kg投藥量）連續觀察14天，**沒有發現任何異常，也沒有死亡案例，實驗證明次氯酸水是安全的**（相關數據參考左圖）。

次氯酸水其安全性重點在此！

經口毒性測試結果

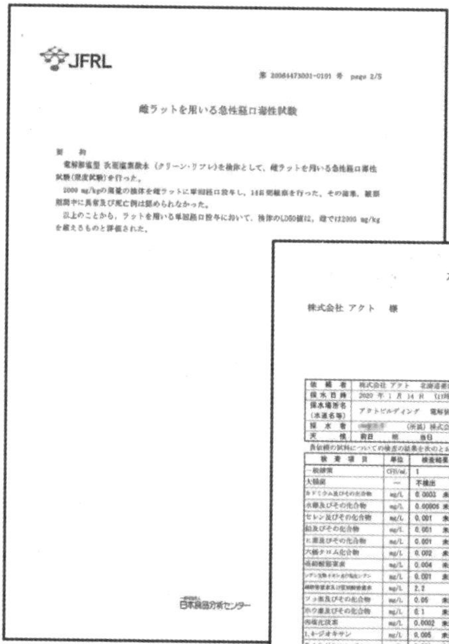

JFRL

第 20084473001-0101 号　page 2/5

雌ラットを用いる急性経口毒性試験

要　約

電解質塩型 次亜塩素酸水（クリーン・リフレ）を検体として，雌ラットを用いる急性経口毒性試験（限度試験）を行った。

2000 mg/kgの用量の検体を雌ラットに単回経口投与し，14日間観察を行った。その結果，観察期間中に異常及び死亡例は認められなかった。

以上のことから，ラットを用いる単回経口投与において，検体のLD50値は，雌では2000 mg/kgを超えるものと評価された。

一般財団法人 日本食品分析センター

水質檢查結果

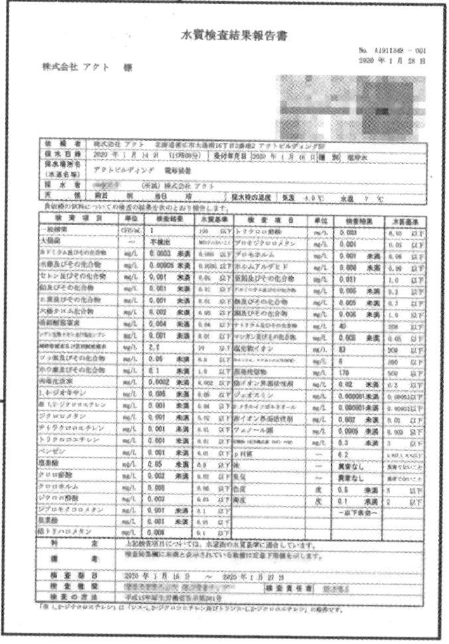

水質検査結果報告書

No. A1911548 - 001
2020 年 1 月 28 日

株式会社 アクト　様

依頼者	株式会社 アクト　北海道帯広市大通南16丁目2番地2 アクトビルディング内		
採水日時	2020 年 1 月 14 日 (13時00分)	受付年月日	2020 年 1 月 16 日　種別　電解水
採水場所名（水道名等）	アクトビルディング　電解装置		
採水者	[illegible]　（所属）株式会社 アクト		
天候	前日　晴　当日　晴	採水時の温度	気温 4.0 ℃　水温 7 ℃

貴依頼の試料についての検査の結果を次のとおり報告します。

検査項目	単位	検査結果	水質基準	検査項目	単位	検査結果	水質基準
一般細菌	CFU/mL	1	100 以下	トリクロロ酢酸	mg/L	0.003	0.03 以下
大腸菌	—	不検出	検出されないこと	ブロモジクロロメタン	mg/L	0.001	0.03 以下
カドミウム及びその化合物	mg/L	0.0003 未満	0.003 以下	ブロモホルム	mg/L	0.001 未満	0.09 以下
水銀及びその化合物	mg/L	0.00005 未満	0.0005 以下	ホルムアルデヒド	mg/L	0.008 未満	0.08 以下
セレン及びその化合物	mg/L	0.001 未満	0.01 以下	亜鉛及びその化合物	mg/L	0.011	1.0 以下
鉛及びその化合物	mg/L	0.001 未満	0.01 以下	アルミニウム及びその化合物	mg/L	0.005 未満	0.2 以下
ヒ素及びその化合物	mg/L	0.001 未満	0.01 以下	鉄及びその化合物	mg/L	0.005 未満	0.3 以下
六価クロム化合物	mg/L	0.002 未満	0.05 以下	銅及びその化合物	mg/L	0.005 未満	1.0 以下
亜硝酸態窒素	mg/L	0.004 未満	0.04 以下	ナトリウム及びその化合物	mg/L	40	200 以下
シアン化物イオン及び塩化シアン	mg/L	0.001 未満	0.01 以下	マンガン及びその化合物	mg/L	0.005 未満	0.05 以下
硝酸態窒素及び亜硝酸態窒素	mg/L	2.2	10 以下	塩化物イオン	mg/L	83	200 以下
フッ素及びその化合物	mg/L	0.05 未満	0.8 以下	カルシウム、マグネシウム等（硬度）	mg/L	8	300 以下
ホウ素及びその化合物	mg/L	0.1 未満	1.0 以下	蒸発残留物	mg/L	170	500 以下
四塩化炭素	mg/L	0.0002 未満	0.002 以下	陰イオン界面活性剤	mg/L	0.02 未満	0.2 以下
1,4-ジオキサン	mg/L	0.005 未満	0.05 以下	ジェオスミン	mg/L	0.000001未満	0.00001以下
※1,2-ジクロロエチレン	mg/L	0.001 未満	0.04 以下	2-メチルイソボルネオール	mg/L	0.000001未満	0.00001以下
ジクロロメタン	mg/L	0.001 未満	0.02 以下	非イオン界面活性剤	mg/L	0.002 未満	0.02 以下
テトラクロロエチレン	mg/L	0.001 未満	0.01 以下	フェノール類	mg/L	0.0005 未満	0.005 以下
トリクロロエチレン	mg/L	0.001 未満	0.01 以下	有機物（全有機炭素（TOC）の量）	mg/L	0.3 未満	3 以下
ベンゼン	mg/L	0.001 未満	0.01 以下	pH値	—	6.2	5.8以上8.6以下
塩素酸	mg/L	0.05 未満	0.6 以下	味	—	異常なし	異常でないこと
クロロ酢酸	mg/L	0.002 未満	0.02 以下	臭気	—	異常なし	異常でないこと
クロロホルム	mg/L	0.005	0.06 以下	色度	度	0.5 未満	5 以下
ジクロロ酢酸	mg/L	0.003	0.03 以下	濁度	度	0.1 未満	2 以下
ジブロモクロロメタン	mg/L	0.001 未満	0.1 以下			―以下余白―	
臭素酸	mg/L	0.001 未満	0.01 以下				
総トリハロメタン	mg/L	0.008	0.1 以下				

判定	上記検査項目については、水道法の水質基準に適合しています。
備考	検査結果欄に未満と表示されている数値は定量下限値を示します。
検査期日	2020 年 1 月 16 日　～　2020 年 1 月 27 日
検査機関	[illegible]　検査責任者　[illegible]
検査の方法	平成15年厚生労働省告示第261号

「※1,2-ジクロロエチレン」は「シス-1,2-ジクロロエチレン及びトランス-1,2-ジクロロエチレン」の略称です。

用白老鼠做實驗3個月，檢查噴灑、吸入藥劑後，其血液值與生物體的毒性數值，觀察有無影響，結果證實全身沒有毒性、安全性極高，可用來當消毒藥劑在設施內使用。

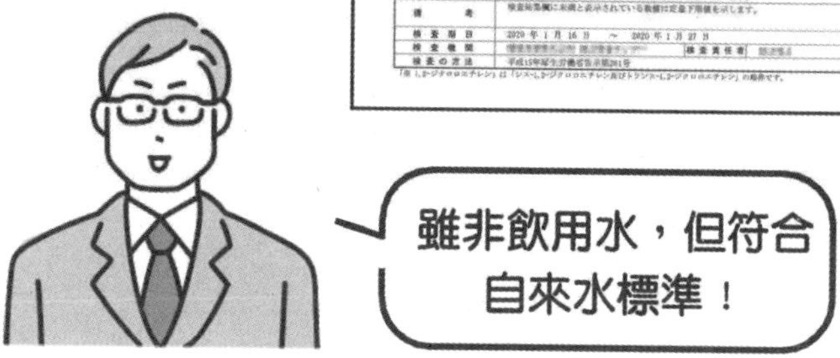

Q 孩童和寵物都可使用次氯酸水不會有任何問題嗎？

如前項所見，各項數據顯示三室型生成器製造的不含氯化鈉電解次氯酸水極爲安全，孩童及動物皆可安心使用。

實際上，不含氯化鈉電解次氯酸水廣泛運用在各種場合，像是幼兒園等孩童群聚的場所，可用來防堵菌類及病毒。

以北海道某國中爲例，學校使用次氯酸水加濕器來防範流感，鄰近小學開始傳出有孩童得流感，其他學校都陸續停課了，而該校卻能安然無恙如常上課。

當然，迄今爲止尚未有任何報告顯示，**因使用次氯酸水而危害身體健康**。

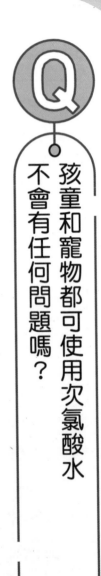

用於孩童及動物其重點在此！

次氯酸水用途廣泛

◦ **幼兒園及學校的除菌作業**

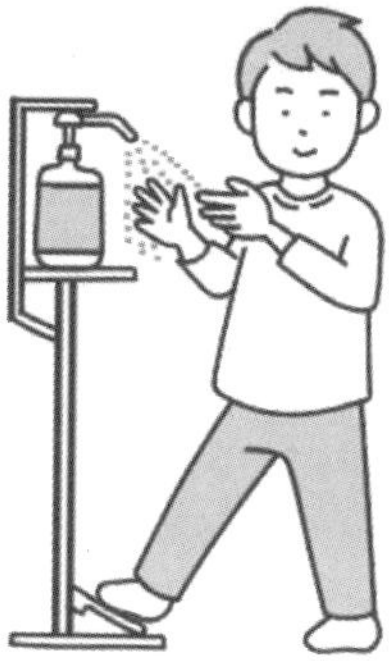

◦ **寵物消臭**

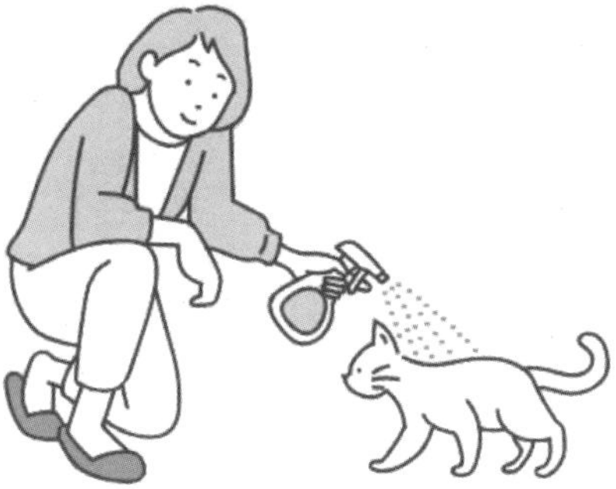

◦ **廣泛應用於畜牧業**

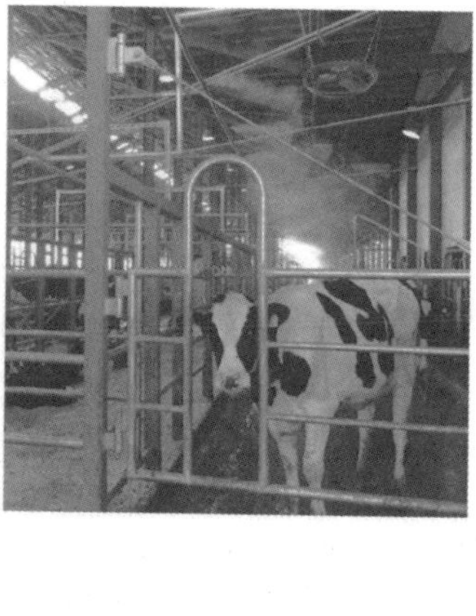

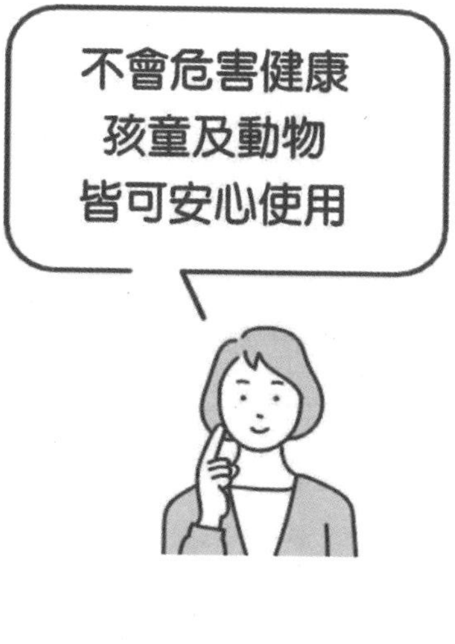

不光是除菌，**也可用在消除寵物異臭**。

再者，畜牧業第一線用來清洗家畜，進行除菌作業，防堵家畜疫病，如口蹄疫、禽流感、**PED**（豬流行下痢）、沙門氏桿菌、禽分枝桿菌亞種副結核菌、肺炎黴漿菌等。

具體而言，噴灑於家畜圍舍，進行內部空間的除菌，或噴灑於通道，洗淨家畜預防蹄病。其次是人車消毒，針對進入家畜圍舍的人（鞋）及車輛做除菌，有效防堵疫病入侵。

基於這些畜產物品會進入人體，像是雞蛋、肉類、牛乳等，防堵疫病的同時得兼顧安全性，不能使用過於刺激的藥劑，以打造安心食用的安全食品，避免危害人體及家畜的健康。

三室型不含氯化鈉電解次氯酸水兼顧安全與除菌。

以北海道某加工設施爲例，他們就是用這個次氯酸水在牛屠宰場進行除菌作業，**衛生管理標準十分嚴格的歐盟及美國皆已核可出口**，至於兩種液體混合型的次氯酸水溶液則不列核可名單。

Q 有報導指出不建議使用次氯酸水除菌？

二〇二〇年上半年度因新冠肺炎全球大流行，消毒及除菌日漸普及，以酒精爲主要成分的消毒藥劑大缺貨，於是經濟產業省管轄的「產品評估技術基盤機構」（NITE）成立「對付新冠肺炎病毒可代替方案其有效性評估相關檢討委員會」，針對各類消毒藥劑及除菌水，進行各項實驗，檢驗其安全性。

檢討委員會彙整結果對外報告，在5月29日第四次期間報告中發表如下說明：「就現階段而言，委員會尚無法明確判定下達總結，日後會持續針對『次氯酸水』做相關實驗，研究其安全性。」

此處所言「尙無法明確判定下達總結」被外界曲解爲「無法肯定有效」，爾後經電視、報章雜誌等爭相報導，越來越多人誤以爲次氯酸水無法有效對付新冠肺炎病毒。

而NITE之所以發表「無法判定」其理由在於，針對市售次氯酸水進行檢驗，而絕大多數的產品都是「標榜自己是次氯酸水，但其實不是次氯酸水」，導致無法明確判定，眞正的次氯酸水是否有效。

其後在六月發表最終報告，報告中指出：「經檢驗確認，使用一定濃度（超過35ppm）的次氯酸水消毒，可有效對付新冠肺炎病毒」。

然而，最終報告中指出，使用次氯酸鈉及使用二氯異氰酸鈉非電解型皆爲廣義之次氯酸水，不同於厚生勞動省釐訂的次氯酸水定義，就結果而言，多數商品明明「不是次氯酸水」，仍自居次氯酸水在市面上販售。

次氯酸水招致誤解的理由在此！

經濟產業省管轄的獨立行政法人 產品評價技術基盤機構（NITE）所發表的報告

2020年5月29日

第4次
「針對新冠肺炎病毒其消毒除菌替代方案評估有效性相關檢討委員會」
（期間報告）

3．關於「次氯酸水」，委員會表示尚無法明確判定，日後會持續進行實驗，檢驗其安全性。

↓「尚無法明確判定」經報導後被大家誤以為是「無法肯定有效」

2020年6月26日

第5次
「針對新冠肺炎病毒其消毒除菌替代方案評估有效性相關檢討委員會」
（最終報告）

（2）次氯酸水經判為有效，如下列所示：
‧次氯酸水（電解／非電解）有效含氯濃度超過35ppm

↓

多數商品未符厚生勞動省釐訂的次氯酸水定義，魚目混珠上市販售

Q 次氯酸水也有缺點嗎？

對人體是安全，且可強效除菌的電解次氯酸水，並非無懈可擊。先看「一室型」，**噴灑風乾後會殘留鹽分，導致金屬易生鏽**，有效含氯濃度隔幾小時後就沒了，效果無法持久。

雖說「二室型」比「一室型」更爲持久，約莫三十天左右餘氯濃度歸零，不具消毒效果（只能使用數天），但還是會生鏽。無論是一室型還是二室型，皆會產生氯氣，**有難聞氣味**。

「三室型」的話，鹽分不殘留，生鏽及氯臭等同自來水，有效含氯濃度遠較一室型及二室型來得持久。有數據指出，只要放在陰暗場所妥善保存，生成後一個月下降8％，保存狀態良好，效果可長達3至6個月之久。

次氯酸水的缺點在此！

	一室型	二室型	三室型
鹽分不殘留	✕	△	○
不會生鏽	✕	✕	○
無氯臭	✕	✕	○
保存期限長	✕	✕	△
耐紫外線	✕	✕	✕
耐熱	✕	✕	✕
耐震動	✕	✕	✕

至於其它……

- 大範圍除菌作業相當耗時間且使用量較多
- 使用前要先擦拭去汙
- 酸度過高恐會腐蝕紅黃銅．．．等等

未開封的酒精消毒液一般使用期限爲三年，相形之下，次氯酸水的使用期限較短。

不耐紫外線也是一大特性，裝在透明容器，有效含氯濃度立刻下降。

不過這些特性也可反證優點。

次氯酸水接觸有機物起作用後馬上會不活化，意即還原變回水，就安全層面而言，是相當優異的特徵。

大範圍除菌作業相當耗時間，既要噴灑又要洗淨，使用量會較多，髒污過於嚴重得先擦拭去汙，以避免跟髒污的有機物產生反應，繼而影響效果。

- 酸度過高的次氯酸水會腐蝕銅與錫的合金（俗稱砲金）
- pH值超過10的鹼性電解水會使鋁變色

如上述，次氯酸的缺點不外乎這些。

即使是三室型，仍要注意保存方式及使用方法，正確使用。

Q 專家如何評估次氯酸水

次氯酸水長年應用於醫療現場。消毒手指自是不言待，也會用在醫療器具的除菌作業，如內視鏡、相機、病床等。牙科診所進行口腔治療後，有時也會拿次氯酸水來清潔。

據學會發表的報告指出，用於治療異位性皮膚炎、褥瘡、胃潰瘍、超級細菌MRSA也很有效，正在使用的醫療相關人員皆一致給予好評。

因次氯酸水未歸列「醫藥品暨醫藥外敷用品」，國內尚未全面普及。**反觀海外，則是廣受好評**。

美國疾病管制與預防中心（CDC）公開新冠肺炎病毒最新資訊，日本也已知曉。

據東京工業大學特聘教授奈良林直老師表示，CDC的最新文獻中有提及次氯酸水爲「**對生物組織細胞不具毒性**」。

此外，美國國家環境保護局（EPA）建議使用次氯酸水，當作消毒藥劑對付新冠肺炎病毒。

國內農業、畜牧業對次氯酸水評價甚高。次氯酸水用在家畜及圍舍周遭的除菌作業，可有效防堵各種疫病。以某牛舍為例，因牛隻感染肺炎黴漿菌（會引發乳房炎、肺炎、中耳炎等），所以他們就噴灑次氯酸水於空氣中，藉此防範其他牛隻被傳染。肺炎黴漿菌是種很頑強的菌，連抗生素都難以對付。

同一時期，其他沒有使用次氯酸水的牛舍，爆發大量牛隻感染肺炎黴漿菌，總擠乳牛隻數量約兩百隻牛，將近一半的牛隻被傳染，當時每隻牛約價值日幣一百萬圓，蒙受相當大的損害。

使用次氯酸的車輛消毒裝置獲頒「**公益財團法人農林水產・食品產業技術振興協會會長獎**」，並在**農林水產省舉辦的農林水產技術會議**「二〇一五年度（第16屆）民間部門農林水產研究開發功績者表彰」上被表揚，得獎理由：友善環境、不會造成汙染、可消毒。在畜牧業發達的北海道，**很多肉品製造大廠及批發商都會使用這項裝置**。

此為國內外對次氯酸水的評價

美國國家環境保護局建議使用
當作消毒劑對付新冠肺炎病毒

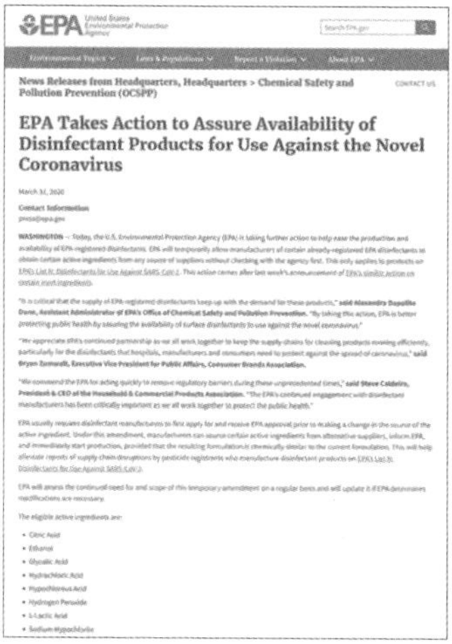

EPA United States Environmental Protection Agency

News Releases from Headquarters, Headquarters > Chemical Safety and Pollution Prevention (OCSPP)

CONTACT US

EPA Takes Action to Assure Availability of Disinfectant Products for Use Against the Novel Coronavirus

March 31, 2020

Contact Information

- Citric Acid
- Ethanol
- Glycolic Acid
- Hydrochloric Acid
- Hypochlorous Acid
- Hydrogen Peroxide
- L-Lactic Acid
- Sodium Hypochlorite

※論文刊載：Biochemical and Biophysical Research Communication
論文題目：Acidic electrolyzed water potently inactivates SARS CoV 2 depending on the amount of free available chlorine contacting with the virus（酸性電解水接觸病毒，依據有效含氯量，可使SARS CoV 2不活性化）針對新冠肺炎病毒，確認在特定條件下可使其不活化 DOI 編號：10.1016/j.bbrc.2020.07.029

※國際性論文所發表的
次氯酸水的新冠肺炎病毒不活化效果

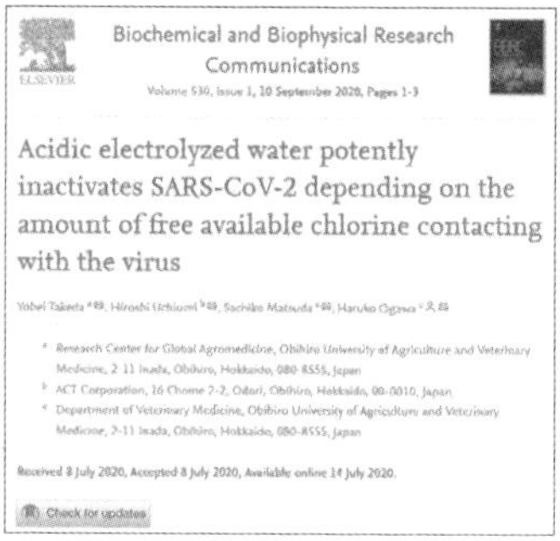

ELSEVIER

Biochemical and Biophysical Research Communications

Volume 530, Issue 1, 10 September 2020, Pages 1-3

Acidic electrolyzed water potently inactivates SARS-CoV-2 depending on the amount of free available chlorine contacting with the virus

Yohei Takeda [a], Hiroshi Uchiumi [b], Sachiko Matsuda [a], Haruko Ogawa [c]

[a] Research Center for Global Agromedicine, Obihiro University of Agriculture and Veterinary Medicine, 2-11 Inada, Obihiro, Hokkaido, 080-8555, Japan
[b] ACT Corporation, 16 Chome 2-2, Odori, Obihiro, Hokkaido, 00-0010, Japan
[c] Department of Veterinary Medicine, Obihiro University of Agriculture and Veterinary Medicine, 2-11 Inada, Obihiro, Hokkaido, 080-8555, Japan

Received 8 July 2020, Accepted 8 July 2020, Available online 14 July 2020.

Check for updates

農林水產省‧
農林水產技術會議表揚

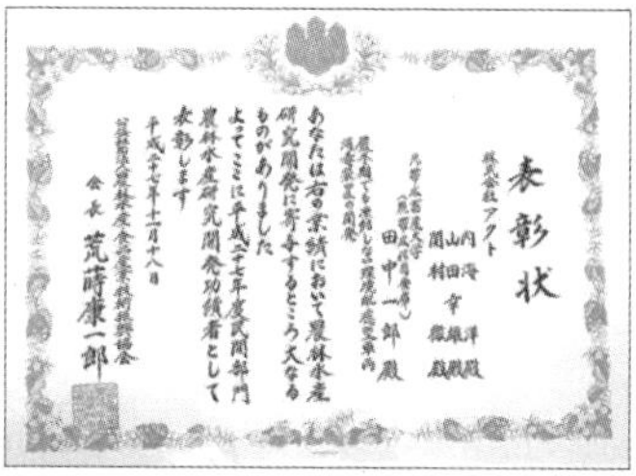

表彰状

株式会社アクト

あなたは右の業績において農林水産研究開発に寄与するところ大なるものがありました
よってここに平成二十七年度民間部門農林水産研究開発功績者として表彰します

平成二十七年十一月十八日

会長 荒蒔康一郎

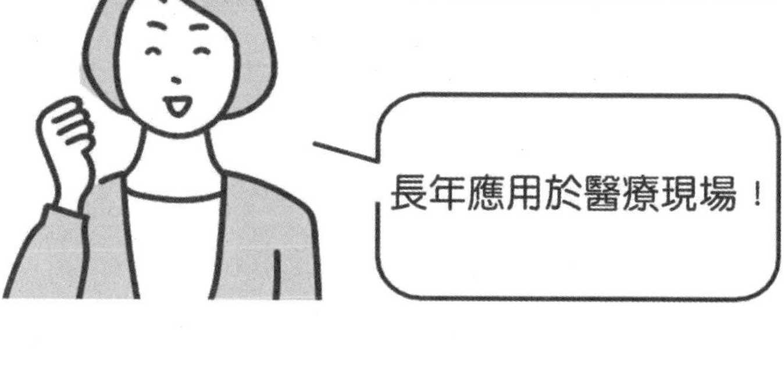

第三章

細說除菌水的選購方法！

Q 次氯酸水與次氯酸鈉是同樣的東西嗎？

次氯酸水與次氯酸鈉，就名稱來看很相似，都有「次氯酸」一詞，民眾很容易會搞混，以爲是同樣或是類似的產品，但其實是截然不同的兩種物質。

次氯酸鈉爲水溶液盛裝在容器內，主要是當作氯系漂白劑來使用。（代表產品如BLEACH、HAITER等）

兩者共通點是藉由氯來發揮除菌效果，**但本身性質、所發揮的效果以及安全性皆大不相同。**

首先，次氯酸鈉固然可用來當作食品添加物，但作爲除菌水使用時，會混合鹽酸或檸檬酸，調成水溶液，而這個次氯酸鈉水溶液**不能當作食品添加物來使用。**

次氯酸鈉與次氯酸水的差異在此！

次氯酸鈉	次氯酸水
非食品添加物	食品添加物
強鹼性	具酸性
有效含氯濃度 1,000 ppm	有效含氯濃10~100ppm
次氯酸鈉、鹽酸或檸檬酸	食鹽和水
可長期保存	最長六個月
可廣泛除菌	可廣泛除菌
不能用在人體	可用於人體
使用時要很小心，需戴手套	-

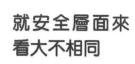

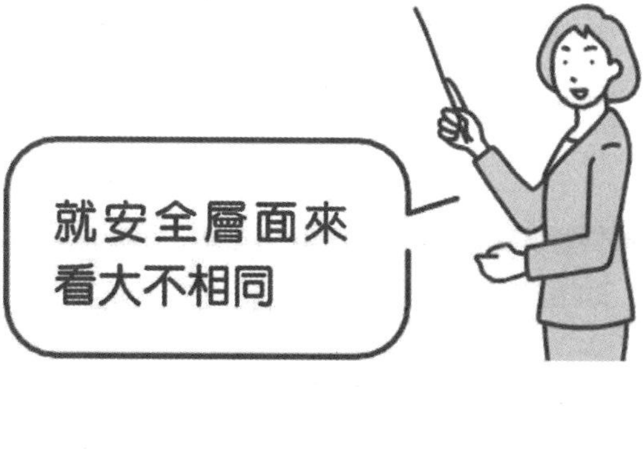

其次，次氯酸鈉水溶液爲強鹼性，次氯酸水則是酸性。

經實驗證明，次氯酸鈉用於對付諾羅病毒，其有效含氯濃度爲1000ppm左右，或超過這個數值，才能有效發揮除菌效果（100%）。相較之下，次氯酸水其有效含氯濃度只需20ppm（氯酸鈉的五十分之一），即可得到同樣的除菌效果（100%）。

就安全層面來看，兩者實是大不相同。

次氯酸鈉水溶液爲強鹼性，**會對皮膚及黏膜造成強烈刺激，還會溶解蛋白質，不能直接用在人體如消毒手指等**，而次氯酸水爲弱酸性，貼近人體肌膚的pH值，可用在消毒手指。

再來是保存期限，**次氯酸鈉水溶液爲原液的狀態下可長期保存**，次氯酸水可使用的期限約半年。

如是這般，次氯酸水與次氯酸鈉水溶液其性質截然不同，尤其是安全層面，使用次氯酸鈉水溶液要很小心，將兩者搞混錯誤使用，恐會對健康造成危害，引發嚴重意外。**且市售商品多假次氯酸水之名，實際上卻是次氯酸鈉水溶液，選購商品時要格外小心。**

Q 次氯酸鈉的除菌效果及機制？

經厚生勞動省．經濟產業省．消費者廳認可，次氯酸鈉可有效對付許多細菌與病毒，**對付新冠肺炎病毒也有效**。

次氯酸鈉乃是利用氯化鈉溶液吸收氯氣製造而成。

市面上販售標榜爲「次氯酸鈉」的商品，乃是混合這個次氯酸鈉與鹽酸或檸檬酸製成水溶液。（例如：BLEACH、HAITER這類氯系漂白劑）。

次氯酸鈉的特徵是pH值高，爲強鹼性（pH值高於10）。

先前有跟大家介紹過，次氯酸具強效除菌效果，而這個次氯酸的量會因水溶液的pH值而有所改變。強鹼性水溶液中，次氯酸的比例少，故而次氯酸離子比例較高。

這個次氯酸離子跟次氯酸不同，**無法穿透微生物的細胞壁及細胞膜**（兩片中只**能穿透一片**）。

強鹼性水溶液中所含高濃度氫氧化物離子，附著於形成細胞壁及細胞膜的物質，局部分解後損傷細胞表層，藉此提升次氯酸離子的反應性，阻礙微生物的觸媒功能。

另一方面，藉由提高次氯酸與次氯酸離子所含餘氯濃度，促使病毒細菌不活化。舉例來說，經實驗證明，使用以次氯酸鈉爲主要成分的氯系漂白劑，可發揮效果的濃度是1000ppm左右，或是超過這個數值，便能發揮100%的除菌效果對付諾羅病毒。

然而，含氯濃度爲1000ppm，**雖可強效除菌，但同時具有漂白作用及刺激性，且帶有難聞氣味**，安全層面應多加留意。

養雞場的雞蛋用300~400ppm的次氯酸鈉（單體）消毒，無法徹底消毒，如果提高濃度又會產生氯臭，導致工作人員手部肌膚乾燥粗糙等，所以濃度最多就是這樣，不能再提高了。

次氯酸鈉的除菌機制在此！

❶ 次氯酸離子的作用

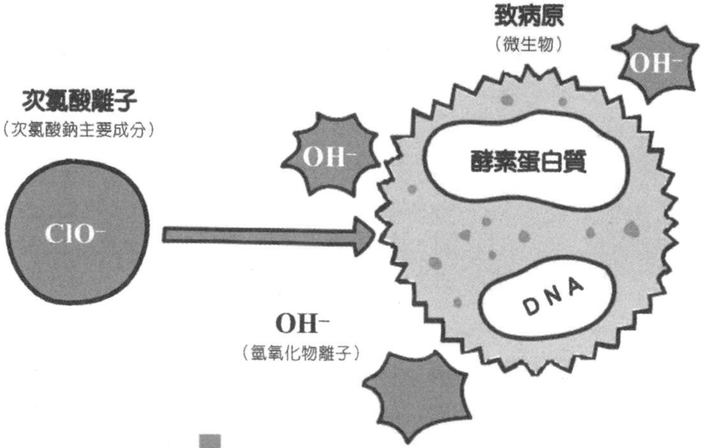

阻礙致病原的觸媒功能

❷ 藉由提高餘氯濃度 發揮次氯酸的作用

具強烈刺激性危險

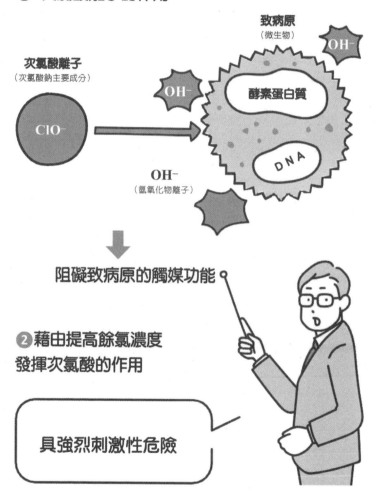

Q 可自行製造次氯酸水嗎？

就原理來看，一般家庭可透過一室型生成器，自行製造次氯酸水。準備氯化鈉和水，混合後導入正負兩極，使用電池通電進行電解。此時，爲避免電極生鏽混有金屬鐵鏽，建議使用碳電極。

然而，電解歸電解，畢竟只是一室型裝置，噴灑後風乾會殘留鹽分且易生鏽，生成後數天有效含氯濃度會消失。

自行製作二室型及三室型裝置委實不易，就現實考量，不如直接購買電解生成的次氯酸水。

再者，自行混合次氯酸鈉與鹽酸或檸檬酸來製造「次氯酸水」很危險，就算買到這些東西也不要使用，混合次氯酸鈉與鹽酸或檸檬酸，會產生化學反應，現行法規不允許混合後販售。

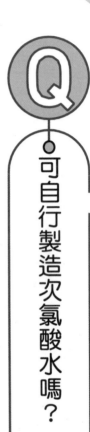

製造次氯酸水的重點在此！

△ 透過一室型生成器自行製造

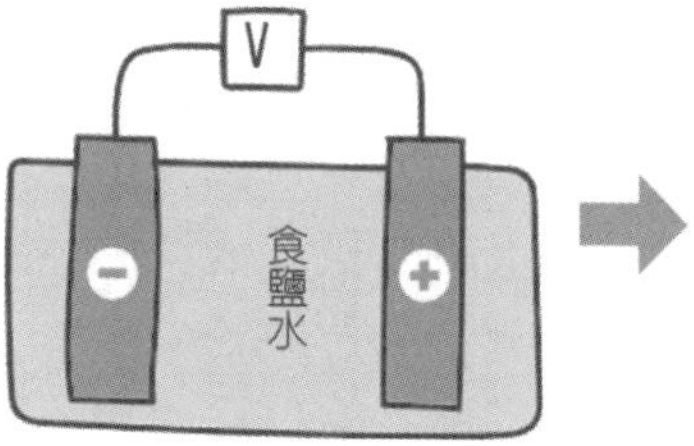

次氯酸水品質不佳
（二室型、三室型生成器無法製造）

✕ 混合液體製造而成

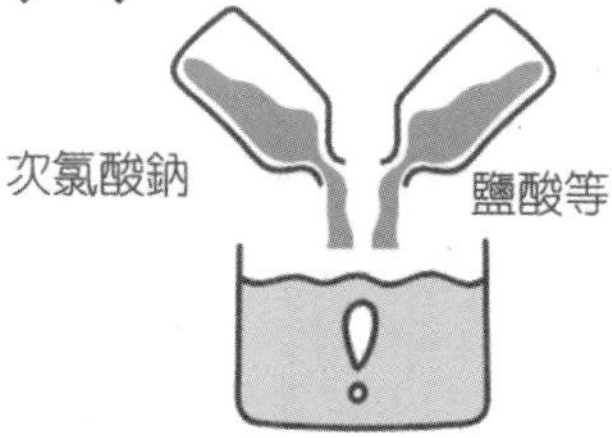

✕ 混合液體與粉末製造而成

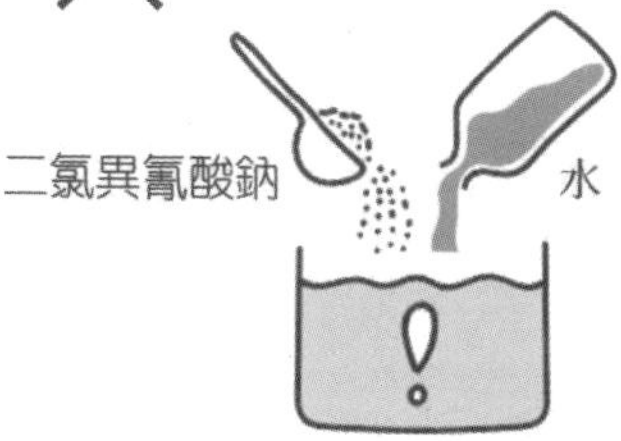

不能混合販售！鑽漏洞將 A 液與 B 液分別販售。
混合後有何問題概不負責！

安全有疑慮！不是次氯酸水！

請購買具安全性的產品更安心

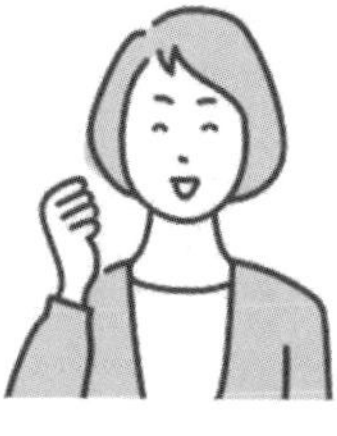

有些公司腦筋動得快，將兩種液體分別出售，換言之，混合使用發生意外，全是顧客自己的問題，公司方面概不負責任。

此外，將市面上販售的氯系漂白劑（用水稀釋後使用不會有問題）等加以稀釋，混合其他成分製成次氯酸鈉溶液使用，就安全性考量，嚴禁廠商這樣做。

將粉末的二氯異氰酸鈉溶解於水製成的產品也不安全，因爲二氯異氰酸鈉會附著在皮膚，造成細胞損傷。

可用在泳池除菌作業，但游完泳要沐浴沖洗，對人體有害，要避免沾到眼睛。

次氯酸鈉水溶液、二氯異氰酸鈉水溶液作爲除菌水效果備受期待，可因爲是化合物，普通人自行製造有危險，且這兩樣都不能用來當作食品添加物，未符「次氯酸水」必備要件，安全方面有所疑慮。

換言之，不是次氯酸水。

次氯酸水的選購方法【產品名稱】？

在此跟大家說明選購時要注意的重點，不論是在店家購買還是網購，都要仔細留意商品標示（標籤貼紙及說明文），挑選安全且具效果的次氯酸水。

首先，確認該產品是否爲「**除菌水**」。

如果商品標示是「消毒液」，那就要小心了，因爲藥機法嚴格規範，次氯酸水不得標榜爲消毒液。

即便是眞正的次氯酸水，基於廠商不守法，拒絕選購方爲明智之舉。

其次，要確認主要成分是否爲「**次氯酸水**」。

須知，「**次氯酸鈉水溶液**」不是次氯酸水！

「**次氯酸水溶液**」可能是次氯酸水，但也有可能是次氯酸鈉水溶液，而次氯酸鈉水溶液，其水溶液內含次氯酸，很容易會讓人搞混，以為是次氯酸水。

「**次亞水**」：名稱相似，但不是次氯酸水。

「**電解次亞水**」：氯化鈉水溶液電解生成，以次氯酸離子為主要成分，鹼性電解水。pH值高於7.5為鹼性，不算次氯酸水。

「**酸性化次亞水**」：次氯酸鈉加以稀釋，混合鹽酸等再加以稀釋後生成。pH值介於微酸性~弱酸性之間，符合次氯酸水條件含氯濃度高達100~1000ppm，此點不符次氯酸水條件。

「**酸性電解水**」：名稱不是「次氯酸水」，透過電解製造且為酸性，符合次氯酸水條件。

「不含氯化鈉電解次氯酸水」亦是同樣。

應先確認「次氯酸水」、「次氯酸水溶液」、「酸性電解水」、「不含氯化鈉電解次氯酸水」各項條件，判斷是否為正牌的次氯酸水。

產品名稱及主要成分應留意的重點在此！

【產品名稱】	判定
除菌水	○
消毒液	×
【主要成分】	
次氯酸水	○
次氯酸鈉水溶液	×
次氯酸水溶液	△（※）
次亞水	×
電解次亞水	×
酸性化次亞水	×
酸性電解水	○
不含氯化鈉電解次氯酸水	○

※搞不清楚是次氯酸水還是次氯酸鈉

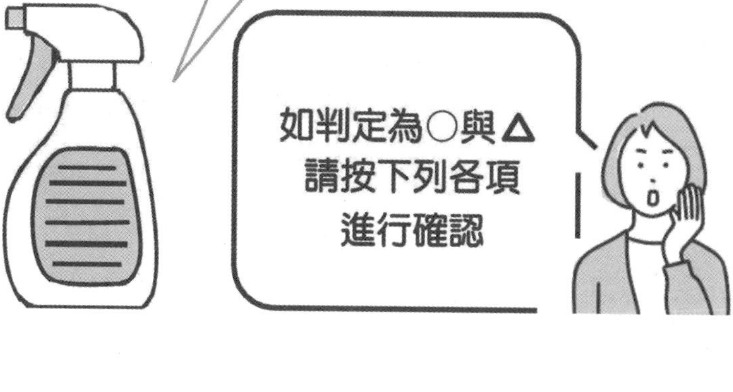

Q 次氯酸水的選購方法【原料及製造方法】？

次氯酸水的原料爲**水**（可飲用的水）與**鹽**（氯化鈉），或**鹽酸**（稀釋鹽酸，濃度低的鹽酸）。

厚生勞動省有明文規範，經核可用來當作食品添加物的次氯酸水，其原料應爲**「食鹽水或鹽酸」**。

使用上述原料以外的產品不是次氯酸水，如下所列：

·**次氯酸鈉**（食品添加物，殺菌劑）

·**二氯異氰酸鈉**（氯系氧化劑）

·**檸檬酸**（食品添加物，酸味劑）

原料及製造方法應留意的重點在此！

【原料】

水及食鹽（氯化鈉）	○
鹽酸	△（※）
次氯酸鈉	✕
二氯異氰酸鈉	✕
檸檬酸	✕

【製造方法】

電解（電氣分解）	○
混合	✕
混合（兩種液體混合法）	✕
稀釋混合法	✕
離子交換法	✕

※搞不清楚是次氯酸水的原料？
還是次氯酸鈉水溶液的原料？

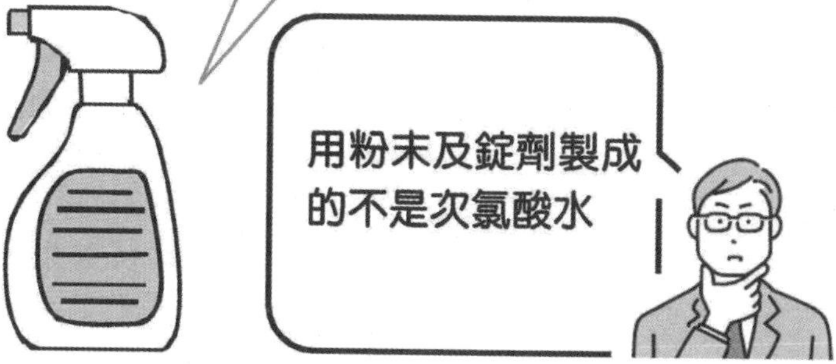

檸檬酸用於**製作次氯酸鈉水溶液**。

儘管次氯酸鈉本身是食品添加物，可次氯酸鈉水溶液截然不同於次氯酸水，不能當作食品添加物使用，這一點務必要留意。

如果有寫製造方法，要確認是否爲「**電解**」，電解才有可能是次氯酸水。

如有更詳細的說明，要詳閱究竟是哪種構造的電解法。二室型比一室型來得優，相較二室型，三室型的產品品質較穩定。

如果是混合（兩種液體混合）、稀釋混合，那就不是次氯酸水，可能是化合物，安全有疑慮。

離子交換法不是電解法，所製產品也不是次氯酸水。

還有，**將粉末及錠劑溶解於水**，那也不是次氯酸水，具危險性，絕對不可用來消毒手指等。

Q 次氯酸水的選購方法【濃度】？

經核可用來當作食品添加物（殺菌劑）的次氯酸水、氫離子濃度的數值即pH值、含氯濃度（ppm）等皆有明確規範。

・pH值　強酸性2.7以下　弱酸性2.7~5.0　微酸性5.0~6.5
・含氯濃度　強酸性20~60ppm以下　弱酸性10~60ppm　微酸性10~80ppm

舉例來說，pH值為10、含氯濃度為500ppm，不符此項範圍標準，不是次氯酸水。

有的商品會用「mg／L」，而不是用「ppm」，「ppm」與「mg／L」同為含氯濃度單位，兩種標示方式皆可使用。

pH值越低酸性越強（強酸性），pH值越高酸性越弱（弱酸性~微酸性），pH值高於7則爲鹼性。

健康人體肌膚的pH值介於4.5~6.0，爲弱酸性，弱酸性物質對肌膚是溫和的。

至於含氯濃度，爲強化除菌效果而提高次氯酸鈉等的含氯濃度，就安全考量有所疑慮，且會產生氯臭。

另一方面，次氯酸水無安全疑慮，尤其是三室型生成的不含氯化鈉電解次氯酸水，含氯濃度爲80ppm，也不會產生氯臭。

話雖如此，不是說含氯濃度越高越好，金黃色葡萄球菌、沙門氏菌、諾羅病毒、流感病毒等，含氯濃度只需40ppm就能在十秒內除菌。即便是傳染力甚強的新冠肺炎病毒Delta變異株，含氯濃度爲32ppm，在二十秒內可使病毒不活化高達99.9%。

次氯酸水的除菌力取決於構造、製造方法、pH值、含氯濃度等，不是單一項含**氯濃度能決定產品效果優異與否，選購時先上廠商官網查詢。**

pH值及含氯濃度應留意重點在此！

【pH值】	判定
強酸性2.7以下	○
弱酸性2.7~5.0	○
微酸性5.0~6.5	○
不在上述範圍內	✕

【含氯濃度】	判定
強酸性20~60ppm	○
弱酸性10~60ppm	○
微酸性10~80ppm	○
不在上述範圍內	✕

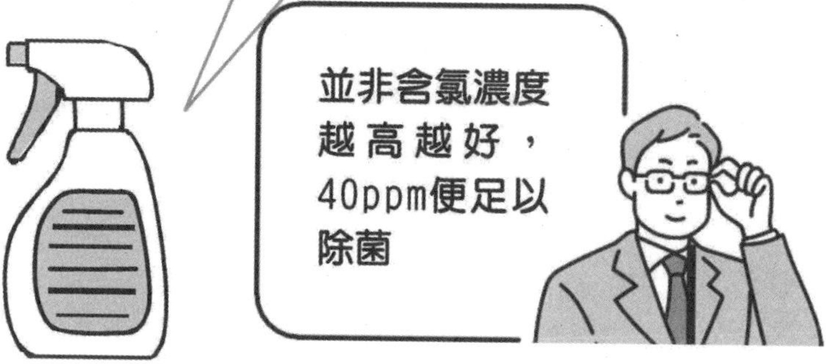
並非含氯濃度越高越好，40ppm便足以除菌

Q 次氯酸水的使用期限、注意事項？

電解生成的次氯酸水其特徵爲使用期限短。

· 一室型=數小時下0ppm

· 二室型=30天內0ppm（基本40ppm。五天內則是低於35ppm）

· 三室型=數個月（最長六個月。基本上，60ppm下每個月減8%。六個月則是36.4ppm）

※超過35ppm即可有效對付新冠肺炎病毒。

次氯酸水的使用期限最長爲六個月，如使用期限標示爲一年或一年以上，不是眞正的次氯酸水。

使用期限等容器包裝相關注意事項在此！

	判定
【使用期限】	
生成後未滿6個月	○
生成後超過6個月	×
【容器】	
遮光	○
透明	×
半透明	×
【注意事項】	
請勿用於消毒手指	×
請勿飲用	×
請放置在嬰幼兒拿不到的地方	×
請勿放置在床邊	×

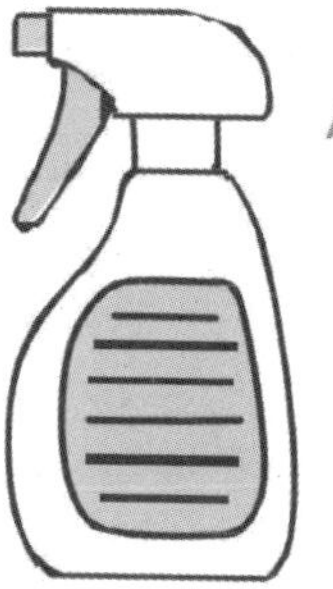

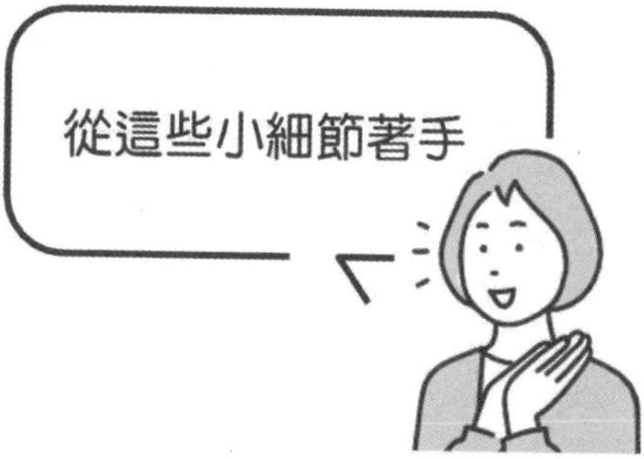

再者，製造日期如標示爲一年前等，比六個月前更久，也不是次氯酸水。就算是次氯酸水，原有的除菌效果早已消失。

因不耐紫外線、氯會跑掉，故次氯酸水的使用期限短。

次氯酸一照射紫外線就會產生氯氣逸散於空氣中，分解成氯與氧。

因此，裝在透明容器販售的商品不是次氯酸水，就算是次氯酸水，也已失去原有效果，而某些廠商卻不了解次氯酸的特性。

請選購用遮光性容器的次氯酸水。其他注意事項如下所列：

・**勿用在消毒手指** ↓次氯酸水不同於次氯酸鈉，含氯濃度不會超過60ppm，可安心用在消毒手指。

・**勿飲用** ↓不建議喝次氯酸水，但其pH值符合自來水水質標準，爲可飲用的水，不小心喝下肚也沒關係。

・**勿靠近嬰幼兒及寵物** ↓次氯酸水用於孩童及寵物不會有問題，也可用在寵物除菌及消臭。

如有上述情況，極有可能不是次氯酸水，不要選購較爲妥當。

辨別可信賴的製造廠商秘訣為何？

首先，上官網查詢，按第第三章的檢查重點逐一確認，**確認該廠商販售的次氯酸水，有無相關憑證（證據）**。

具體而言，應具憑證如下所列：

①可有效對付菌類及病毒的憑證

②對人體是安全的憑證

這兩項憑證不能借取自他處，一定要是廠商自行取得的認證。

舉例來說，「次氯酸水經厚生勞動省．經濟產業省．消費者廳核可認證爲除菌水，可有效對付新冠肺炎病毒」，單以此作爲憑證尙嫌不足，還要提供相關數據佐證，如「本公司跟○○大學合作進行研究，**經實驗證明，本公司的次氯酸水可有效殺死新冠肺炎病毒**」等。

這些憑證很重要，進行實驗需要預算，由公司提供相關憑證，才能讓消費者了解該商品是否有效。

安全性亦是同等道理，使用實驗白老鼠做經口毒性測試，公開相關數據以證明產品的安全性。

再來是**跟大學、公家機關合作進行研究**，透過這些實驗數據，可判斷是否爲正派經營的廠商，值不值得信賴。

至於其他，譬如**製造商爲何種產業**，是否爲專業廠商，有無從事除菌相關事業，爲業界生面孔甫進軍市場……等等都可列作參考項目。

製造商應留意事項在此！

【製造商】 判定

公開獨家研發數據 .... ○

公開第三方檢驗數據 .... △

與大學及公家機關合作研究 .... ○

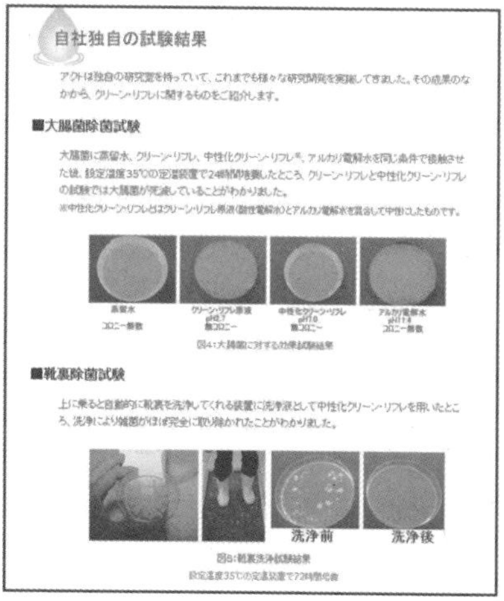

自社独自の試験結果

アクトは独自の研究室を持っていて、これまでも様々な研究開発を実施してきました。その成果のなかから、クリーン・リフレに関するものをご紹介します。

■大腸菌除菌試験

大腸菌に蒸留水、クリーン・リフレ、中性化クリーン・リフレ※、アルカリ電解水を同じ条件で接触させた後、設定温度35℃の定温装置で24時間培養したところ、クリーン・リフレと中性化クリーン・リフレの試験では大腸菌が死滅していることがわかりました。

※中性化クリーン・リフレとはクリーン・リフレ原液（酸性電解水）とアルカリ電解水を混合して中性にしたものです。

図4：大腸菌に対する効果試験結果

■靴裏除菌試験

上に乗ると自動的に靴裏を洗浄してくれる装置に洗浄液として中性化クリーン・リフレを用いたところ、洗浄により雑菌がほぼ完全に取り除かれたことがわかりました。

洗浄前　洗浄後

図5：靴裏洗浄試験結果

設定温度35℃の定温装置で72時間培養

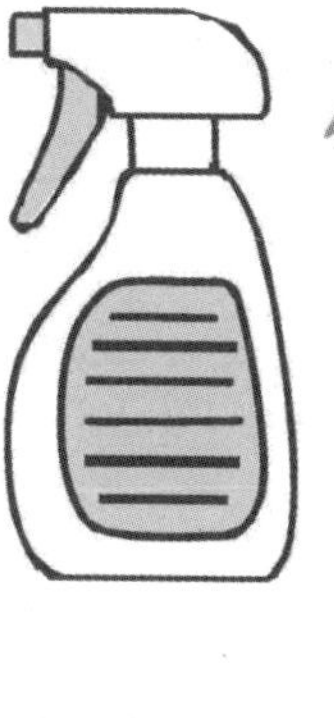

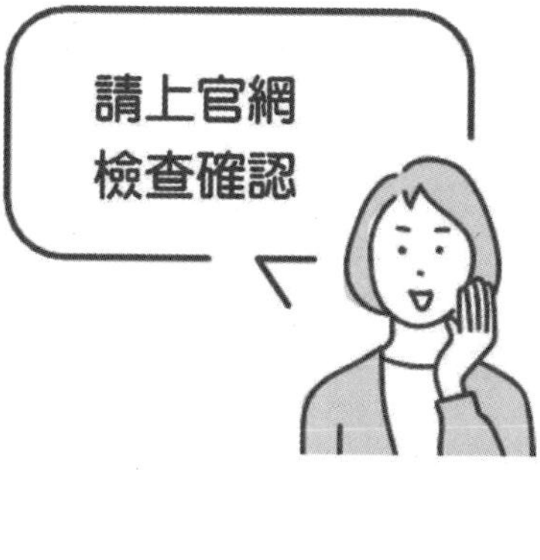

第四章

細說除菌水的使用方法！

Q 使用次氯酸水應注意哪些事項？

次氯酸水**跟碳酸水一樣**，應小心使用妥善處理。

碳酸水相隔一段時間後自然會沒氣，扭開瓶塞或開蓋時，裡面的氣體會咻地冒出來，就算不打開氣還是會慢慢跑掉。

次氯酸水亦是同等道理，生成後隨著時間流逝，有效含氯濃度會徐緩下降。

次氯酸水碰觸到有機物會不活化，還原變回水，沒觸碰到有機物仍會起反應，分解成氯化氫和氧。

再加上次氯酸分子具備微弱的揮發性，容器開蓋沒關好，次氯酸和氧會逸散於空氣中，水中的次氯酸消失，加速有效含氯濃度降低。

因此，秘訣就是「**密封保存**」。

次氯酸水的存放要點在此！

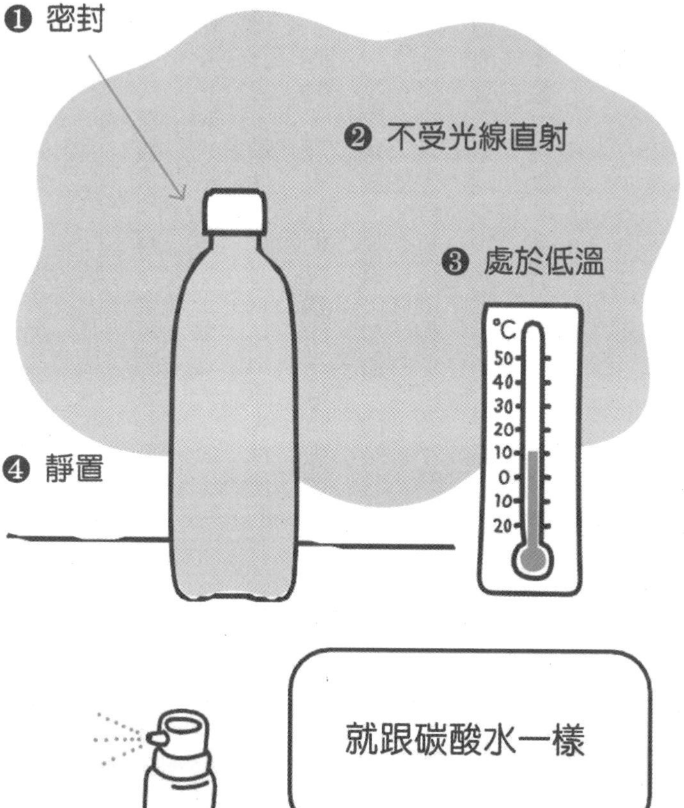

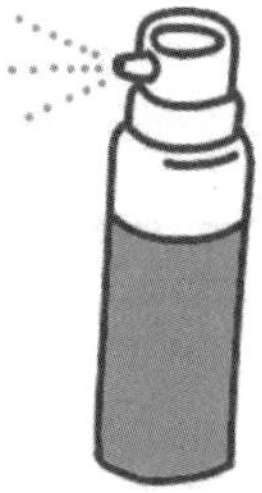

噴罐相隔一段時日未使用
再度使用時會有較大的噴霧量

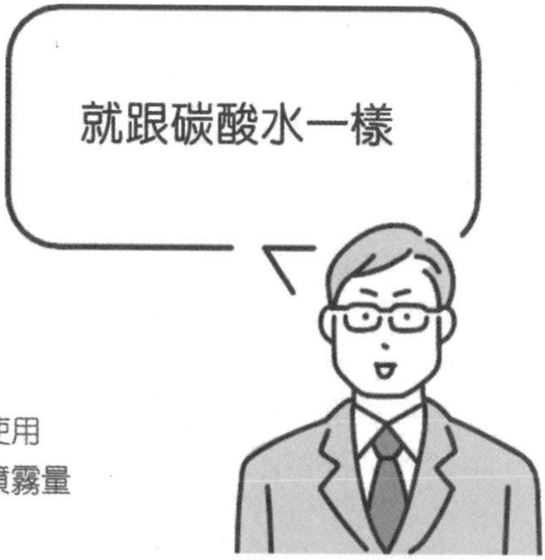

保存之際**務必留意紫外線與溫度，且要避免震動**。

次氯酸水照到紫外線會加速分解（日光燈的光線不會起化學反應）

不管是何種化學反應，但凡溫度上升攝氏10度，反應速度就會加快兩倍。化學反應會使次氯酸水的有效含氯濃度降低，相較於10度下保存，20度下的保存，其保存期限又更短，約莫只有二分之一。

換言之，**最佳保存方式是用遮光性佳的容器盛滿密封，確保氧氣不易穿透，避免陽光直射，靜置於低溫場所**。（有數據指出，存放於冰箱冷藏最具效果）

將次氯酸水放入噴罐，放置一段時日沒用，重新開罐噴灑，要先噴個一兩下，開頭噴出來的有效含氯濃度較低，遠不及容器中的次氯酸水來得純，且效果會因容器種類而有所不同，相較附蓋密封容器，噴罐的屏蔽效果較差，氣體逸散機率較高，導致餘氯濃度降低。**放置一段時日沒用，需大量噴灑次氯酸水才能有效除菌**。

Q 次氯酸水噴灑於空氣中的注意事項？

次氯酸水可用加濕器噴灑於空氣中，針對空間及物體表面進行除菌，使漂浮於空氣中的菌類及病毒褪去毒性，效果顯著，尤以三室型生成器電解製造的無鹽型次氯酸水又更勝一籌。

確診者所在密閉空間另當別論，單就室內除菌來看，浮游於空氣中的菌類及病毒量並沒有想像中那麼多，主要是附著在物體表面，如床、牆壁、門把等。

保持良好通風即可驅散飄在空氣中的致病原，不一定要做空間除菌，至於附著於物體的菌類及病毒，就得靠消毒液及除菌水頻繁擦拭。

將次氯酸水噴灑於空氣中，不用擦拭即能針對物體表面做除菌。**噴灑在空氣中的次氯酸水會落在物體表面形成霧狀，跟菌類及病毒起反應進行表面除菌**，如桌椅、牆壁、床等。

有相關數據可做背書：

實驗空間約25平方公尺，設置加濕器，加入三室型無鹽電解次氯酸水，用微生物採集器針對啓動噴霧器前後的室內空氣進行採樣，再用恆溫裝置進行培養實驗，確認啓動噴霧器後一分鐘，空氣中並無浮游菌存在。

接著，採樣附著於衣服的菌類，同時以恆溫裝置進行培養實驗，一分鐘後確認尚有數個菌群，兩分鐘後**半個殘存菌類也沒有**，全部清潔溜溜。

接著做另一個實驗，空間大小爲69平方公尺，主要是針對大腸桿菌做測試，加入三室型不含氯化鈉電解次氯酸水，啓動氣化式加濕器，每隔一段時間採樣進行培養實驗，結果發現未稀釋的次氯酸水，其除菌效果在10分後達94%，5小時後達100%。採1:3比例加水稀釋的次氯酸水，其除菌效果在30分鐘後達90.6%，7小時後達100%。

噴灑次氯酸水於空氣中
進行除菌作業的重點在此！

❶ 可做空間除菌

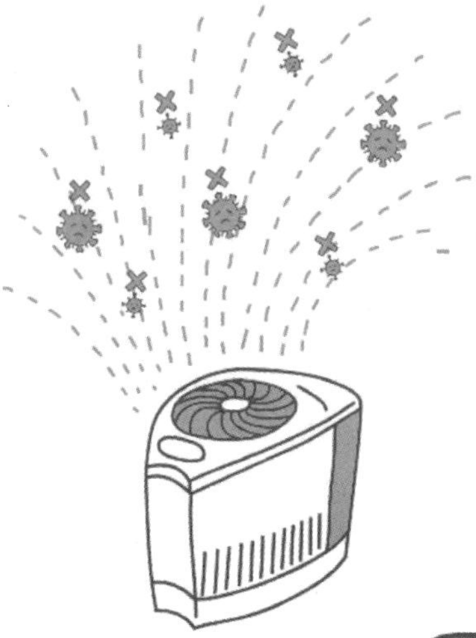

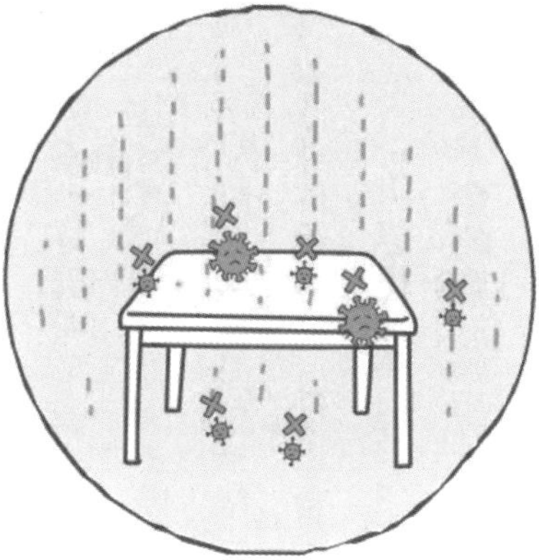

❷ 可做表面除菌

針對雜菌做的測試

針對大腸桿菌做的測試

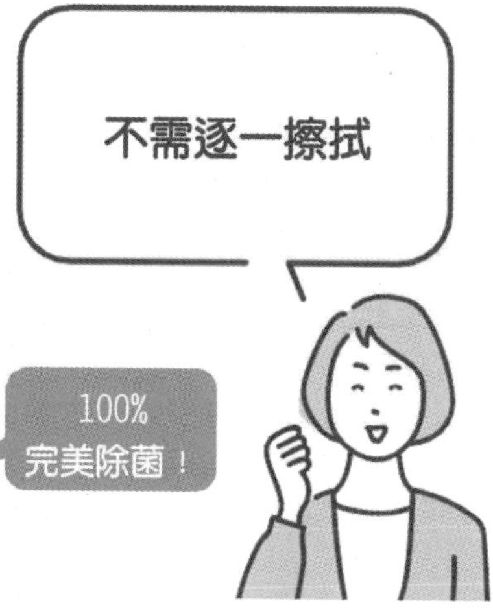

Q 聽聞不建議使用次氯酸水噴灑於空氣中？

噴灑次氯酸水於空氣中，可有效除菌且用途廣泛，如居家、公司、店鋪、學校、醫院等。站在畜牧業第一線，可用來防範疫病，像是牛隻圍舍，噴灑在空氣中，待除菌作業結束後再進入。

厚生勞動省・經濟產業省・消費者廳官網如是說明：「具有消毒效果一定濃度的次氯酸水其噴灑作業應在無人時段進行，以避免吸入人體」此乃依據經濟產業省所管轄的「產品評價技術基盤機構」（NITE），成立「新冠肺炎病毒消毒方法替代方案其有效性評估相關檢討委員會」進行相關研究，提出報告內容所做說明。

除此之外，世界衛生組織（WHO）提出見解：「無法肯定對人體有害與否，不推薦使用消毒藥劑噴灑於空氣中」，以及美國疾病管制中心（CDC）二〇〇八年釐訂的指南方針。

噴灑於空氣其安全性的重點在此！

當初

厚生勞動省・經濟產業省・消費者廳官網

「具消毒效果與一定濃度的次氯酸水其噴灑作業應在無人時段進行，以避免吸入人體」

⬇

現在

厚生勞動省

「應遵守相關安全性資訊及使用注意事項妥善使用」

⬇

用符合自來水水質標準的次氯酸水噴灑於空氣中並無問題

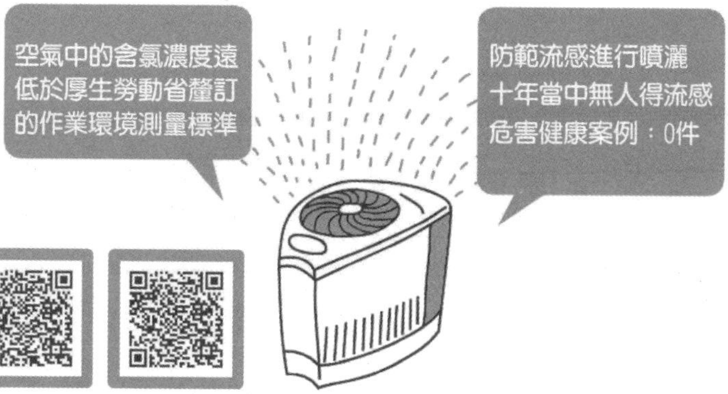
空氣中的含氯濃度遠
低於厚生勞動省釐訂
的作業環境測量標準
防範流感進行噴灑
十年當中無人得流感
危害健康案例：0件

然而，WHO所提「**不建議使用的消毒藥劑**」，爲普通消毒藥劑，不是次氯酸水。噴灑過於強烈的消毒藥劑，當然會對人體造成影響。

CDC的指南方針爲二〇〇八年舊版，針對次氯酸水，**CDC又提出了最新見解：「對人體組織無害」**。

其後，厚生勞動省改變方針，就次氯酸水噴灑於空氣中，改作如是說明：**「應遵守相關安全性資訊及使用注意事項妥善使用。」**

使用加濕器加入自來水噴灑於空氣中，不會有人覺得有問題。於是，三室型生成器製造的不含氯化鈉電解次氯酸水進行調整，將水質調爲符合自來水水質標準。

至於空氣中的含氯濃度，厚生勞動省釐訂的作業環境測量標準爲0.5ppm。噴灑電解型次氯酸水，即便使用原液噴灑，噴灑後中氣中的含氯濃度低於0.025ppm，遠較安全標準來得低。除菌效果如前項所見，爲防範流感進行噴灑，十年下來沒人得**流感，危害健康的案例爲零。**

使用兼顧安全與除菌的電解次氯酸水，可噴灑於空氣中進行除菌。

Q 想知道噴灑時的注意事項？

適合用來噴灑在空氣中的次氯酸水，是三室型生成器經電解製造的不含氯化鈉次氯酸水。

三室型不含氯化鈉電解次氯酸水，遠較一室型及二室型來得優，噴灑於空氣候桌上不會殘留白鹽，也不會導致金屬產品生鏽。

依pH值而有所不同，恐會腐蝕砲金（銅錫合金）、造成鋁變色，但基本上正確使用不會有任何影響，可用於辦公室及工廠的各種精密機械。

三室型電解次氯酸水的水質符合自來水水質標準，不用特別稀釋，特徵是沒有氯臭。

對氣味敏感的人有福了，**將次氯酸水加自來水稀釋（1:1~3）**，噴灑於空氣中，可進行空間與物體表面的除菌作業。

噴灑於空氣可使用業務專用噴霧器。

居家及辦公室建議使用**氣化式加濕器**（加濕器選購方法如下說明）。

按室內面積擺放適當台數的加濕器，依稀釋比例而有所改變，正確範圍內，3倍稀釋的狀態下一小時內效果高於93%，結束物體表面除菌作業。

不需爲了除菌而刻意提高濕度，有人在的話，室內溼度設爲40~60%剛剛好。

就除菌來看，即使是**夏天也要使用加濕器**。

不要以爲「夏天濕度高使用加濕器不是很奇怪嗎？」而是要搭配冷氣進行加濕，但要注意**加濕器跟冷氣不能靠太近**，噴灑完次氯酸水立刻除濕等於是白費工。

用冷氣除濕一邊噴灑次氯酸水，進行空間與物體表面除菌作業，既安全又可享受舒適的生活。

噴灑於空氣時的秘訣在此！

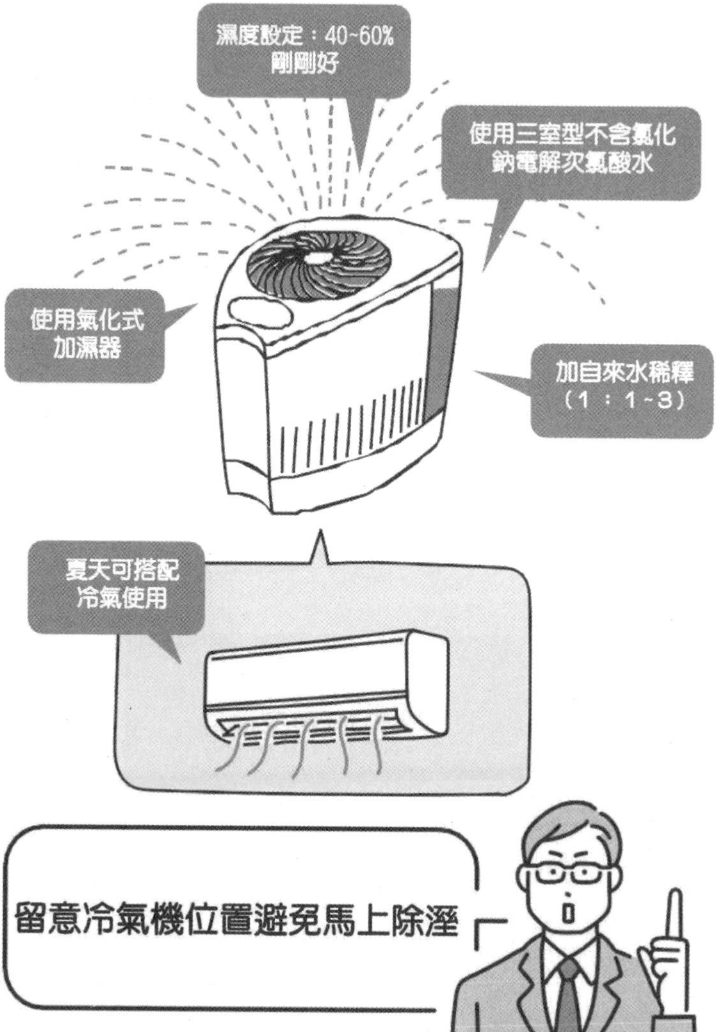

Q 用哪種加濕器噴灑較好？

噴灑次氯酸水於空氣中，不用特地準備專用加濕器，惟加濕器應符下列條件：

①氣化式

②附風扇可調整風力

③附可洗式濾網（紙濾網要勤於汰舊換新）

④內部結構爲不銹鋼或塑膠

⑤可調整濕度

①與②有助次氯酸水遍灑整個空間。

選購加濕器的秘訣在此！

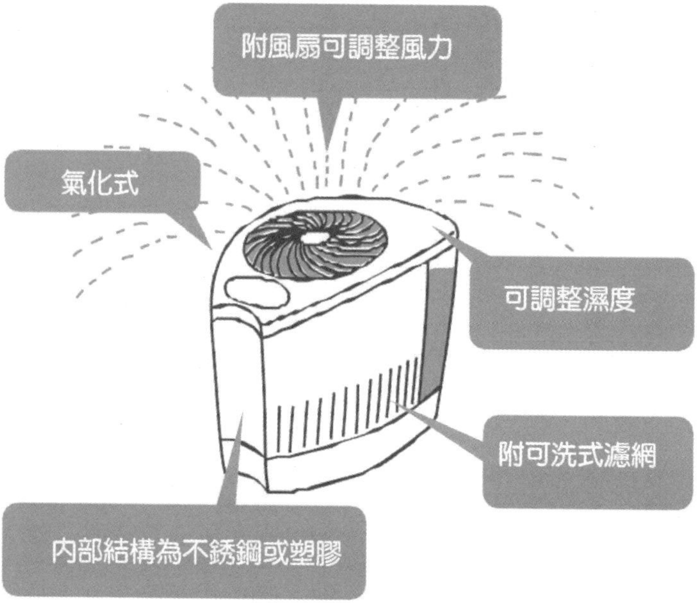
附風扇可調整風力
氣化式
可調整濕度
附可洗式濾網
內部結構為不銹鋼或塑膠

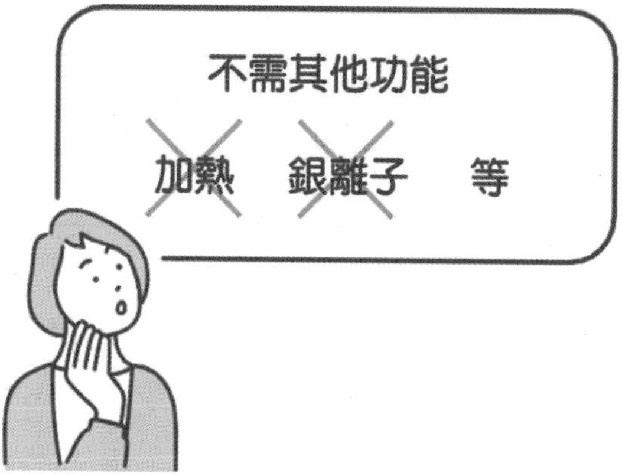
不需其他功能
加熱　銀離子　等

超音波式未附風扇的加濕器，在無風狀態下可涵蓋範圍約只有1.5公尺，重點在於**要能使空氣流通**，且為吸取空氣中的菌類，③項中的濾網亦是不可或缺。

換言之，**使用次氯酸水，讓空氣通過加濕後的濾網來除菌，用氣化式加濕器採噴灑作業再次除菌**，透過雙重除菌機制，以濾網去除含在水中的雜質，整體而言會更加安全。

此外，如加濕器暫時不使用，濾網會附著孢子發芽孳生黴菌，**紙濾網要勤於汰舊換新，最好是可洗式，通常是每隔2～3個月汰舊換新一次**，頻率會依環境而有所不同。

④項是針對次氯酸水的特質，也就是易於還原為水這部分，倘若內部結構為鐵製易生鏽，最好是選購不銹鋼及塑膠材質，避免生鏽。至於⑤的功能，端看使用環境而決，當室內有人在就要適時調整濕度。

以**具備上述功能為優先考量，加熱、銀離子等有可能會引起反效果，不必多此一舉，以免影響次氯酸水的效果**，畢竟搭配加濕器所使用的次氯酸水，為一室型生成器製造而成的機率很高。

Q 該擺放哪種加濕器？

噴灑於空氣中的除菌基本概念有兩項，如下所列：

①避免從外面將病毒及細菌帶進室內

②即使帶入也不怕在室內被傳染

爲達成①的目的，不帶菌類及病毒進室內，在入口**擺設加濕器是重點**，搭配噴灑器消毒手指效果會更好。

如此一來，沾在衣服上的細菌跟病毒就能在入口處被除掉，但如果有人已經感染到致病原，光是在入口除菌還是不夠。

光靠入口處的防疫工作，不足以防堵飛沫傳染及接觸傳染，此時，②的目的就很重要了，即使帶入細菌跟病毒，也不會傳染給別人，整個室內噴灑次氯酸水，徹底進行除菌作業，全面杜絕病毒擴大傳染。

所以**加濕器要用附風扇型，可使空氣流通，重點就在擺放位置。**

《建築基準法》規定所有的建築物要設置可二十四小時運轉、有助通風的換氣設備，且每小時換氣（排氣）量要符合標準，包含住宅在內所有的建築物，窗戶及天花板都要設排氣孔，在排氣孔附近擺設加濕器，噴灑在空氣中的次氯酸水被抽風機吸出去，除菌效果會變差。

擺設加濕器，最理想的位置是跟排氣孔呈對角線，或擺設在靠近送風口附近，有助次氯酸水遍灑整個空間。

開窗通風也是同樣，**擺設在窗邊，次氯酸水恐會跑出室外，開窗通風時，要關掉加濕器，待通風完畢再重新啓動加濕器。**

加濕器擺放秘訣在此！

❶擺在入口

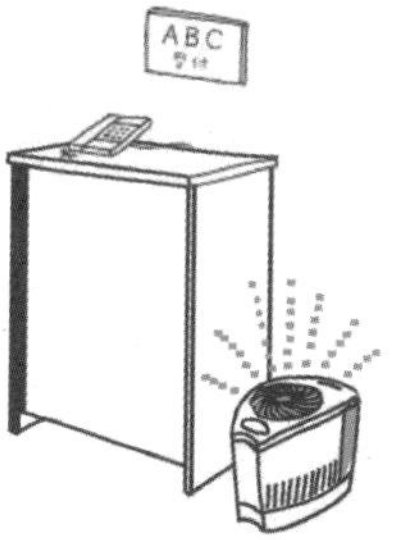

❷空氣一定要流通

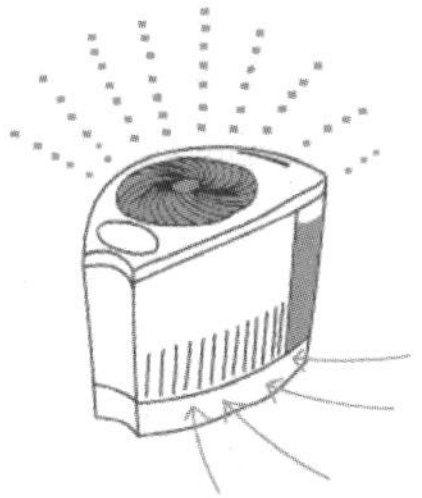

❸跟排氣孔呈對角

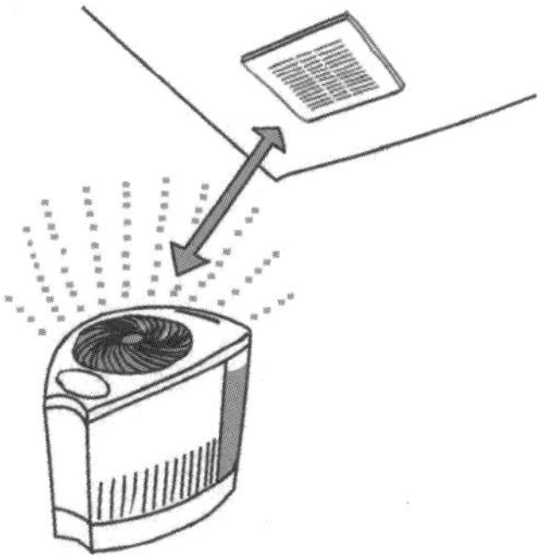

❹不要靠近窗戶

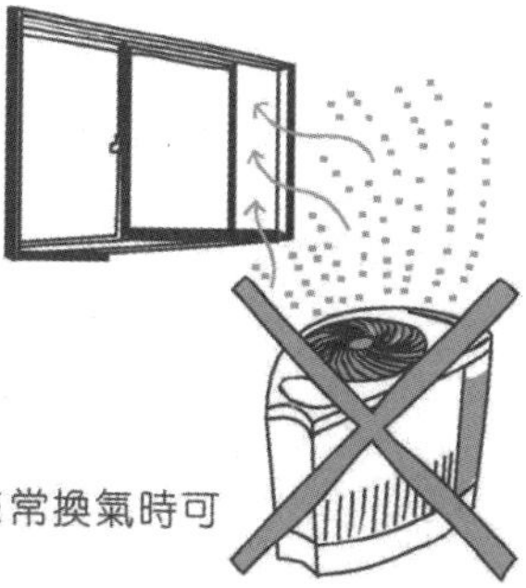

※常換氣時可

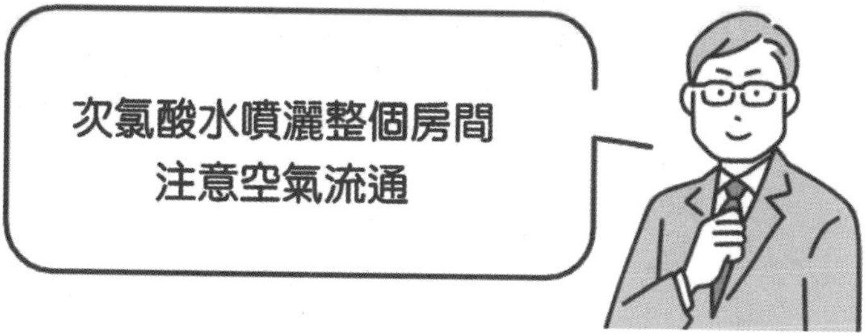

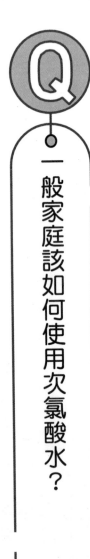

Q 一般家庭該如何使用次氯酸水？

返家時，爲避免將菌類及病毒帶入室內，務必**落實玄關防疫徹底除菌**。

最理想的做法是**在玄關擺放加濕器**，如有困難，至少要在客廳擺一台使其運轉，然後打開客廳與玄關間的門，讓噴灑的次氯酸水可朝玄關方向流通。**下班下課後，返家前一小時事先啓動加濕器，至少要先暖機，可依屋內面積自行調整時間。**

玄關擺放噴罐與自動噴霧器，返家時先針對手指、衣服等除菌，次氯酸水不用稀釋也能用於手指，加自來水稀釋（1～3倍）效果更勝一籌。至於物品，不用稀釋直接噴灑即可。

居家除菌重點在此！

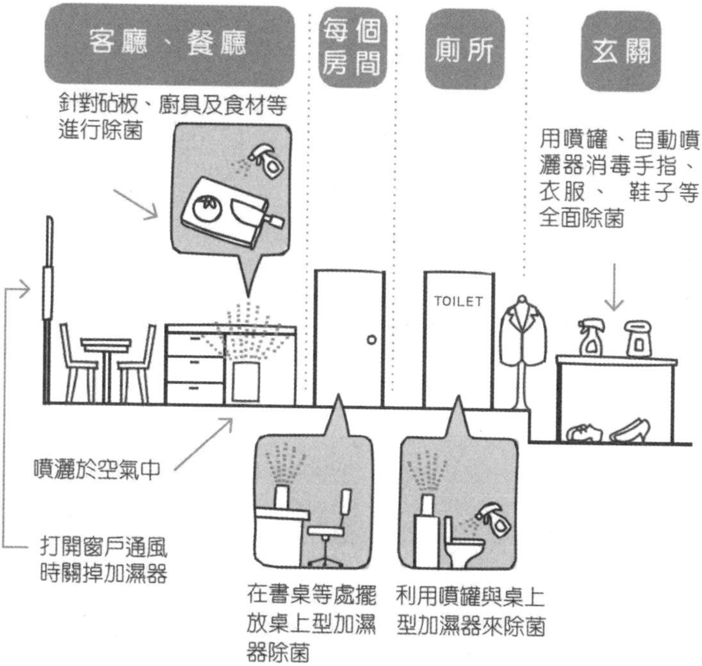
客廳、餐廳
每個房間
廁所
玄關
針對砧板、廚具及食材等進行除菌
用噴罐、自動噴灑器消毒手指、衣服、 鞋子等全面除菌
TOILET
噴灑於空氣中
打開窗戶通風時關掉加濕器
在書桌等處擺放桌上型加濕器除菌
利用噴罐與桌上型加濕器來除菌

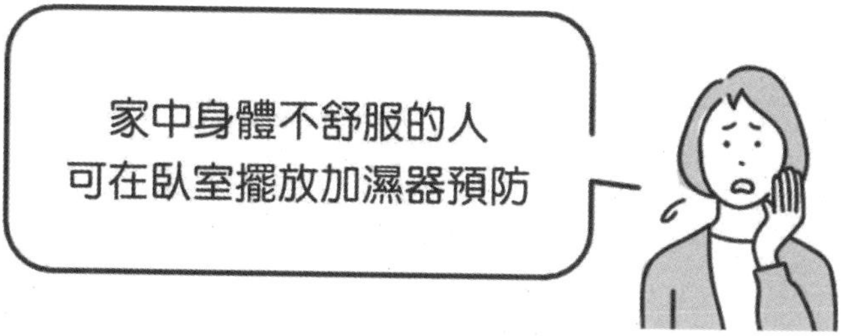
家中身體不舒服的人
可在臥室擺放加濕器預防

各類菌體會窩藏鞋底，從事畜牧業的人站在第一線工作，爲防菌類跟著人進入家畜圍舍，通常會針對鞋子噴灑次氯酸水，徹底落實防疫，返家時最好也噴一下。

客廳是全家團聚的空間，事先擺設加濕器，並且注意風向流動，確保噴灑的次氯酸水有效涵蓋整間屋子。打開窗戶通風時，要先關掉加濕器，停止運轉後再開窗。

家有考生要更加注意身體健康，可在書桌上擺放桌上型加濕器，重點除菌有效防範。

也可用在廁所除菌，針對馬桶及門把噴灑次氯酸水，擺放桌上型加濕器，那就更加萬無一失（可涵蓋範圍約爲2平方公尺）。

如果家裡有人身體不適或疑似確診，除客廳外，臥室也要擺放加濕器，以防家中其他人被傳染。

其他像是食物中毒也可有效預防，用來清洗食材、砧板、菜刀等。

稀釋後的三室型不含氯化鈉電解次氯酸水，經實證安全無虞，可用來清洗蔬菜水果。特別是清洗生雞蛋，可有效防堵諾羅病毒。

Q 辦公室該如何使用次氯酸水？

辦公室不同於一般住家，裡裡外外人員進出頻繁，易感染致病原提高染病風險，**應針對入口、櫃台及電梯間等處加強防疫，落實「入口除菌」**。

建築物入口及電梯間人員頻繁往來，最易夾帶致病原，擺放大型加濕器和業務**專用噴霧器**，擴大範圍噴灑次氯酸水，可集中除菌有效防疫，如有困難不便擺放大型設備，最起碼要在櫃台附近，擺放噴罐和自動噴霧器，針對手指進行消毒。

接待室應隨時擺放加濕器，以防外部人員夾帶病毒進公司，透過加濕器將次氯酸水噴灑於空氣中，萬一有人確診，也不怕會傳染給公司內部人員。

食品工廠等更要加強衛生管理，衣服乃至鞋底全面徹底消毒。

依面積大小擺放加濕器（適當台數），確保有效涵蓋整間公司，擺放時要留意排氣孔位置與空氣流通。

可擺放桌上型加濕器，重點除菌，多一層保障多一層心安。

使用三室型不含氯化鈉電解次氯酸水，不怕影響精密機械如電腦。

其次是**會議室**、**員工休息室及員工餐廳**，這些地方都要擺放加濕器，以防確診案例出現後擴大感染。

至於其他，辦公室感染風險最高的地方就是**廁所**，透過加濕器全面除菌落實防疫。

如擺放有所困難，至少要在入口處設置自動噴霧器，離開廁所時稍微噴一下消毒手指。馬桶、門把、水龍頭統統要除菌，茶水間也不能鬆懈，最理想的方式是擺放桌上型加濕器。

辦公室的除菌重點在此！

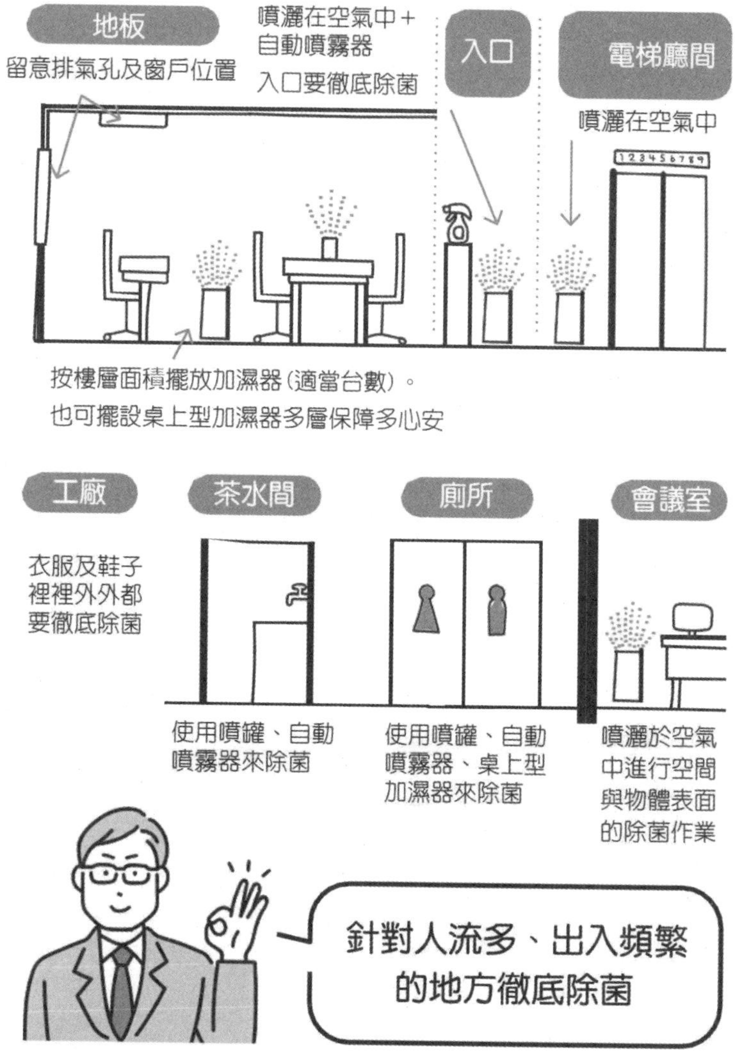

地板
留意排氣孔及窗戶位置
噴灑在空氣中＋
自動噴霧器
入口要徹底除菌
入口
電梯廳間
噴灑在空氣中
123456789
按樓層面積擺放加濕器（適當台數）。
也可擺設桌上型加濕器多層保障多心安
工廠
衣服及鞋子
裡裡外外都
要徹底除菌
茶水間
使用噴罐、自動
噴霧器來除菌
廁所
使用噴罐、自動
噴霧器、桌上型
加濕器來除菌
會議室
噴灑於空氣
中進行空間
與物體表面
的除菌作業
針對人流多、出入頻繁
的地方徹底除菌

Q 餐飲店該如何使用次氯酸水？

餐飲店來客眾多，屬於不特定對象，可能會互相傳染，如客人傳給客人，員工傳給客人，或是客人傳給員工後，員工再傳給其他員工等等。

飲食場所有一定程度的感染風險，譬如張嘴吃飯、聊天之類的。

入口處要噴灑次氯酸水除菌，擺放自動噴霧器讓來店消費的客人消毒手指，員工專用走道要加強鞋底除菌。

大廳部分，則按面積擺放適當台數的加濕器，確保噴灑除菌可有效涵蓋整個空間，擺放時要注意排氣孔位置及空氣流通。

餐飲店的除菌重點在此！

廚房

隔離通風扇與加濕器

大廳

噴灑在空氣中進行空間與物體表面的除菌作業

（各桌擺放桌上型噴灑器效果會更好）

入口

用自動噴霧器進行空間與物體表面的除菌作業

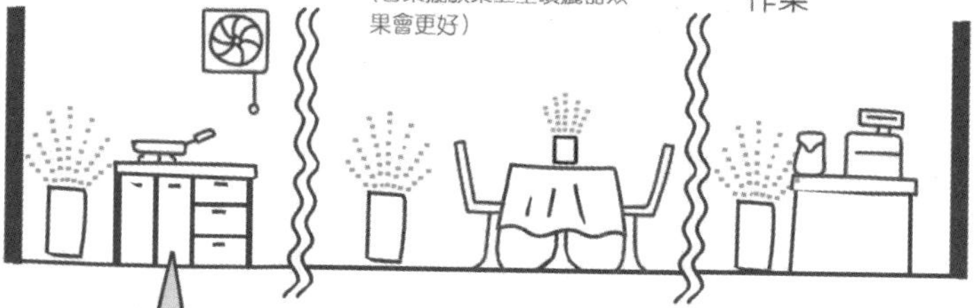

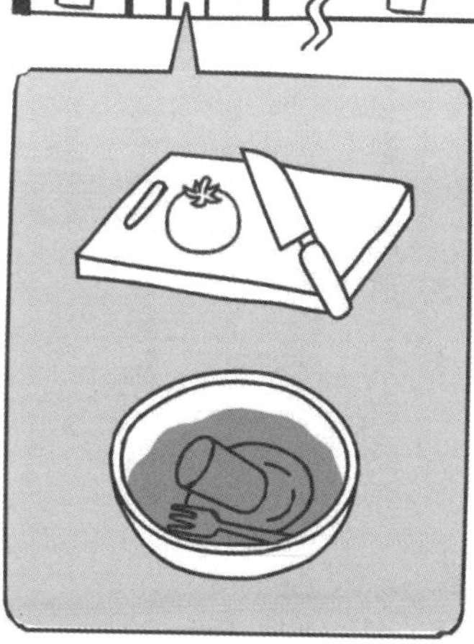

噴灑次氯酸水，針對廚具及食材進行除菌作業，如砧板、菜刀等

當日使用完畢採浸泡式除菌

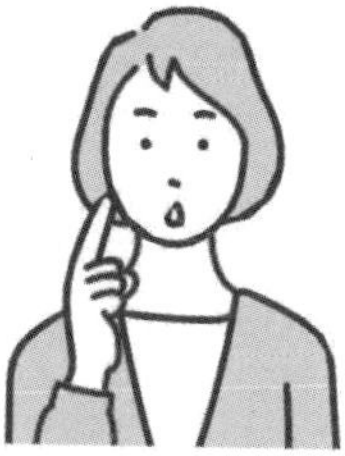

廁所及員工休息室也要加強除菌

廁所是除菌重點！跟辦公室一樣，在無法確定來客皆無問題的情況下，應擺放加濕器除菌，洗手台則放置自動噴霧器。

噴灑三室型無鹽電解次氯酸水，不會影響餐點和飲料。

廚房作爲出餐重鎮也要擺放加濕器，噴灑於空氣中進行除菌。

廚房多使用業務專用通風扇，擺放加濕器時要留意空氣流通，放在對角線位置。

蔬菜等食材，則用稀釋後的次氯酸水清洗，加強防疫。

砧板、菜刀等廚具用完後一定要除菌，使用pH值5.8~6.5微酸性的次氯酸水效果更佳。

爲防顧客傳染給員工，當天所使用的廚具、餐具等，**使用過後都要浸泡清洗，在關店前以浸泡清洗方式徹底除菌**。

此外，使用鹼性電解水恐會使鋁變色，而酸性次氯酸水會腐蝕紅銅金、使用前務必確認清楚。

隔天將浸泡後的次氯酸水丟掉，因次氯酸水會還原成水，不能再三重覆使用。

Q 學校及幼兒園該如何使用次氯酸水？

孩童無法面對致病原常會生病，通常是在生病過程中產生免疫，所以生病未必全是壞事。

話雖如此，孩童群聚場所如學校、幼兒園等，有群聚感染風險，爲避免群聚感染，落實防疫很重要。

進出入口與教室相連的建築物要擺放加濕器，至於串聯校園及操場的通風間，即便擺放加濕器也不具任何意義，引進感應式自動噴灑裝置難度頗高，最好的方式是在教室等孩童經常聚集的地方，**擺放加濕器噴灑次氯酸水**，進教室前先噴一下手指除菌，效果會更佳。

幼兒園及托兒所孩童年齡偏低，多爲空氣及接觸傳染，噴灑於空氣中進行除菌，可常保空間與物體表面不帶菌類及病毒，有效預防感染。

重點在於廁所的除菌，最理想的方式是擺放加濕器，如有困難至少要擺放自動噴霧器，馬桶、門把、水龍頭統統要除菌。年齡層較低的孩童無法自行除菌，需教師或大人從旁協助。

其次是營養午餐的部分，如有供餐，就要比照餐飲店的防疫措施。**要注意廚房內的空氣流通，除噴灑於空氣中，用過的廚具、餐具等都要徹底除菌。**

用三室型無鹽電解次氯酸水清洗食材安全無虞。

最後再用 pH值5.8~6.5微酸性次氯酸水，浸泡清洗用過的廚具、餐具等，以降低感染風險。

學校及幼兒園的除菌重點在此！

學校

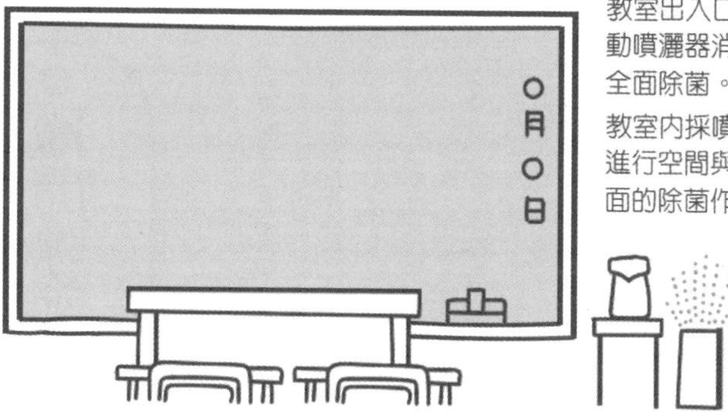

教室出入口設置自動噴灑器消毒手指全面除菌。

教室内採噴灑方式進行空間與物體表面的除菌作業。

幼兒園

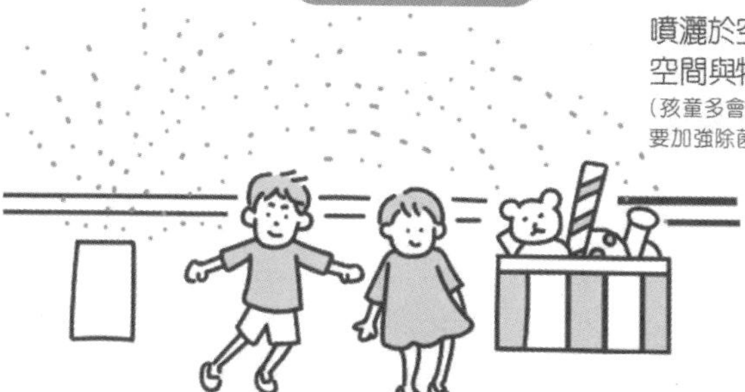

噴灑於空氣中
空間與物體表面除菌
（孩童多會用手觸摸的地方要加強除菌）

廁所要加強注意！
營養午餐出餐室則要強化廚具/餐具/食材方面的除菌

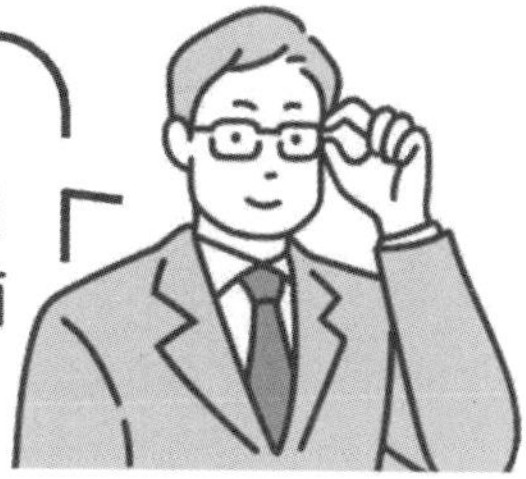

Q 撇開除菌不說，次氯酸水的其他用途？

電解次氯酸水大部分都是用在除菌，但其實它的用途很廣泛喔！最具代表性就是當作除臭劑使用。

因爲次氯酸水（HClO）在氧化過程中，Cl+會奪走菌類及發臭物質的電子轉爲Cl-。

- 廚房及廚具、餐具、廚餘等臭味
- 鞋子及衣服的臭味
- 寵物異臭
- 菸味
- 廁所異味

除菌以外的次氯酸水用途在此！

。消除臭味

廚餘等臭味

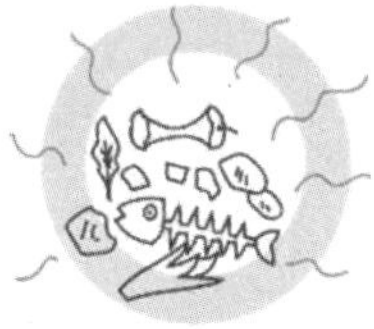

鞋臭

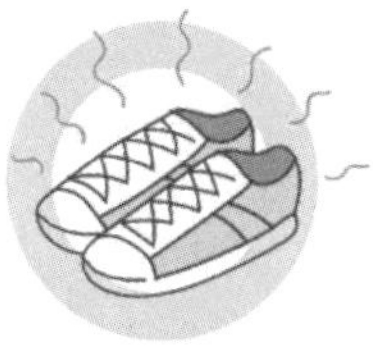

寵物異臭

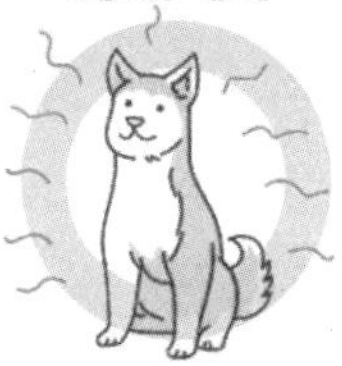

菸味

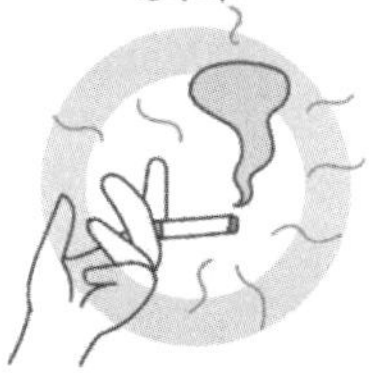

廁所異臭

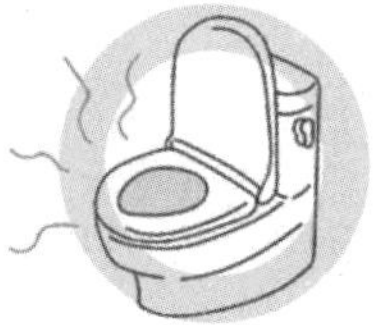

防蟲

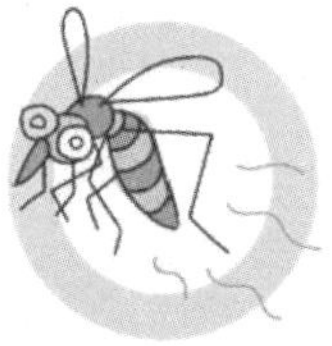

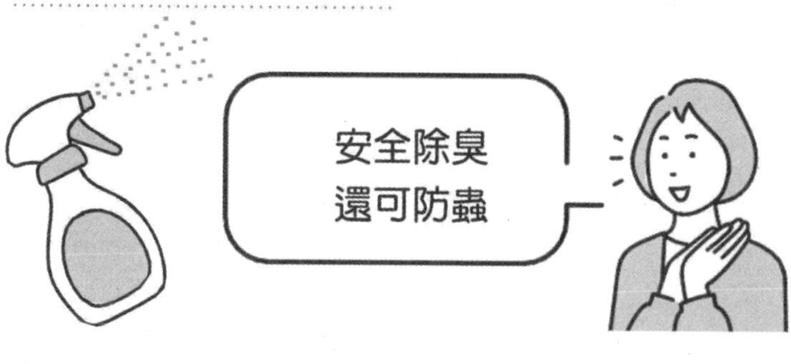

直接噴灑有效除臭，使用加濕器噴灑於空氣中效果也不錯。

畜牧業家畜圍舍混有牛豬糞便尿液等，總是飄散一股難聞的氣味，次氯酸水可強效除臭，用電解型次氯酸水噴灑於空氣中，難聞氣味消散殆盡，令前來參觀的訪客大吃一驚。

不只除臭，還可以防蟲，作爲特定農藥可用在農作物。

舉例來說，露營烤肉等戶外活動，可用來當作防蟲藥，噴撒在營帳四周，有效防堵蟲蟲入侵。

一般市售消毒、防蟲藥劑，多跟除菌藥劑一樣，雖可除臭防蟲，但對人體有害。

相較這些藥劑，電解次氯酸水追求兩全其美，**既可除臭防蟲，又不會危害人體健康**，兼具「有效」與「安全」，大可安心使用。

Q 顧客迴響——使用次氯酸水

三室型不含氯化鈉電解次氯酸水，用途廣泛極具成效且廣受好評。

以下是顧客迴響：

「電解生成的水安全無虞，經科學實證有效發揮除菌作用。光是空氣濾清機，不足以消滅醫院內的病毒，所以我們引進三室型不含氯化鈉電解次氯酸水。」——醫療機構（內科）

「本來以為用粉末製成的次氯酸水很好用，沒想到灑出來燙傷手留下疤痕。原來那個不是真正的次氯酸水，還是使用正牌貨安全有保障較安心。」——家庭主婦

「噴灑於空氣中，無論是顧客還是員工皆能落實防疫，有這樣的商品眞是太好了！」——飲食店

「車輛消毒裝置使用次氯酸水，守護肉品防範各種疫病，確實有效。」——知名肉品製造暨批發公司

「噴灑於空氣中除菌，守護顧客安全，不光是候車室，站長室及員工休息室都有使用。」——鐵路公司

「使用酒精消毒會損傷機械器材，作爲替代方案我們引進次氯酸水，對塑膠產品攻擊性低乃是一大優點。」——醫療機構（牙科）

「我們在找可有效對付諾羅病毒、新冠肺炎病毒的消毒藥劑，擺放在入口、大廳、會議室等，守護大家的安全，讓旅客可安心入住。」——飯店

「其他學校陸續傳出因流感停課，而我們學校仍可如常上課，不受流感肆虐影響。」——國中

「噴灑於空氣中，可有效發揮作用，好處多多，如感冒請假人數變少、可消除鞋臭、即使有人得流感，也不怕其他員工被傳染等。」——包裝材廠商

「噴灑於空氣中，即使有已錄取的新進員工確診新冠肺炎，也不怕其他員工及新進員工等被傳染。」——顧問公司

「經科學實證的防疫措施是來客最關心的議題，我們會在店門口張貼POP等宣傳海報，落實防疫針對整個空間進行除菌，守護你我的安全，靜候各位大駕光臨。」

——餐飲連鎖店

「搭配加濕器使用，可降低流感擴大傳染的機率，幼兒們也可安心使用。」——托兒所

「21間教室全用次氯酸水，噴灑於空氣中除菌，截至目前爲止，本音樂教室相關人員，尚未有人傳出確診。」——音樂教室

「整骨專用病床爲皮製，使用酒精會造成損傷，次氯酸水完全不會有這個問題，非常好用。還可消除異臭，患者一致給予好評。」——整骨院

「牛舍引進次氯酸水，噴灑於空氣中，減少乳房炎，提升品質深獲好評。降低牛隻傳染的風險，成功壓低成本。次氯酸水安全無虞，且友善環境，非常棒！」——畜牧業

結論

嚴重特殊傳染性肺炎（COVID-19）肆虐全球，消毒液及除菌水等防疫相關議題甚囂塵上，外界眾口紛紜各持己見，就我個人以爲倒也非是壞事，但不免會想，那些大聲宣稱「有效」的商品是否眞的有效？確實有經過檢驗佐證其功效嗎？該不會是魚目混珠卻對外宣稱有效？

眞正有效的商品，即便是微弱地發聲，也要鄭重宣導，讓大家知道這才是眞正有效的商品，此乃社會應有之態度，寄願此書重拾風平浪靜。

走筆至此，由衷感謝以下諸位特爲本書著推薦序，長谷川整形外科的長谷川恭弘醫師、HIC診所的平畑徹幸醫師、株式會社武藏野的小山昇社長等。

內海　洋

參考資料

- 厚生勞動省·經濟產業省·消費者廳「關於新冠肺炎病毒其消毒及除菌方法」
  https//www.mhlw.go.jp/stf/seisakunitsuite/bunya/syoudoku_00001.html
- 獨立行政法人產品評價技術基盤機構「公開新冠肺炎病毒的消毒方法 NITE 實施的有效性評估其相關資訊」
  https：//www.nite.go.jp/information/koronataisaku20200522.html
- 厚生勞動省新冠肺炎病毒傳染病對策推動總部「關於新冠肺炎病毒其消毒及除菌方法」
  https：//www.mhlw.go.jp/content/000847909.pdf
- Yohei Takeda，Hiroshi Uchiumi，Sachiko Matsuda Haruko Ogawa（2020）Acidic electrolyzed water potently inactivates SARS-CoV-2 depending on the amount of free available chlorine contacting with the virus. Biochemical and BiopHysical Research Communications 530 1-3
- 帶廣畜產大學（2020）「證明次氯酸水可有效對付新冠肺炎病毒使其不活化」第 1 報
- 帶廣畜產大學（2020）「證明次氯酸水可有效對付新冠肺炎病毒使其不活化」第 2 報
- 今井 HOKA（2019）「針對豬流行性下痢病毒次氯酸水的病毒不活化效果」日獸會誌 72103-106
- Vuong N. BUI、Khong V. NGUYEN、Nga T. pHAM、Anh N. BUI、Tung D. DAO、Thanh T. NGUYEN、Hoa T. NGUYEN、Dai Q. TRINH、Kenjiro INUI、Hiroshi UCHIUMI、Haruko OGAWA、Kunitoshi IMAI(2017)Potential of electrolyzed water for disinfection of foot-and-mouth disease virus. The Journal of Veterinary Medical Science 79 726-729
- 「靠次氯酸水降低染疫風險／採訪東工大特聘教授奈良林直」長者住宅報導、2020 年 11 月 4 日

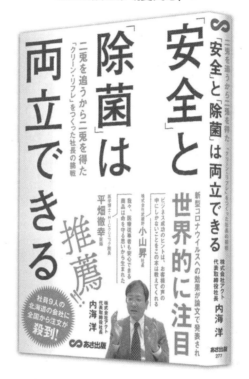

國家圖書館出版品預行編目資料

圖解 細說病毒與除菌一書（中文版）
內海 洋著. --初版.--臺中市：白象文化事
業有限公司，2023.3
面； 公分
ISBN 978-626-7253-29-8（平裝）
1.CST: 消毒 2.CST: 消毒劑

412.48 111021492

圖解 細說病毒與除菌一書（中文版）

作 者 內海 洋
發 行 人 張輝潭
出版發行 白象文化事業有限公司
412 台中市大里區科技路 1 號 8 樓之 2（台中軟體園區）
出版專線：（04）2496-5995 傳真：（04）2496-9901
401 台中市東區和平街 228 巷 44 號（經銷部）
購書專線：（04）2220-8589 傳真：（04）2220-8505
專案主編 陳媁婷
出版編印 林榮威、陳逸儒、黃麗穎、水邊、陳媁婷、李婕
設計創意 張禮南、何佳諠
經紀企劃 張輝潭、徐錦淳、廖書湘
經銷推廣 李莉吟、莊博亞、劉育姍、林政泓
行銷宣傳 黃姿虹、沈若瑜
營運管理 林金郎、曾千熏
印 刷 基盛股份有限公司
初版一刷 2023 年 3 月
定 價 300 元